U0238702

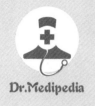
Dr.Medipedia

医万个为什么——全民大健康医学科普丛书

健康守护话童肾

—— 小儿泌尿系统疾病科普问答

胡三元　总主编

孙书珍　主　编

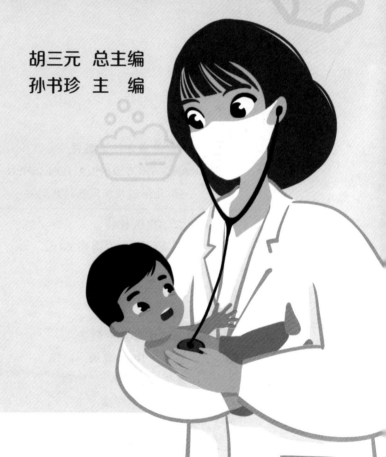

山东大学出版社

SHANDONG UNIVERSITY PRESS

·济南·

图书在版编目(CIP)数据

健康守护话童肾：小儿泌尿系统疾病科普问答 / 孙书珍主编. -- 济南：山东大学出版社，2024.7.
(医万个为什么：全民大健康医学科普丛书 / 胡三元主编). -- ISBN 978-7-5607-8367-3

Ⅰ. R726.99-44

中国国家版本馆 CIP 数据核字第 2024TD9381 号

策划编辑　徐　翔
责任编辑　蔡梦阳
封面设计　王秋忆
录　音　刘　畅

健康守护话童肾

JIANKANG SHOUHU HUA TONGSHEN
——小儿泌尿系统疾病科普问答

出版发行	山东大学出版社
社　址	山东省济南市山大南路 20 号
邮政编码	250100
发行热线	(0531)88363008
经　销	新华书店
印　刷	济南新雅图印业有限公司
规　格	720 毫米×1000 毫米　1/16
	8 印张　150 千字
版　次	2024 年 7 月第 1 版
印　次	2024 年 7 月第 1 次印刷
定　价	68.00 元

《健康守护话童肾——小儿泌尿系统疾病科普问答》 编委会

主　编　孙书珍　山东大学/山东第一医科大学附属省立医院

副主编　刘小梅　首都医科大学附属北京儿童医院

　　　　李　倩　山东第一医科大学附属省立医院

　　　　余丽春　山东第一医科大学附属省立医院

　　　　杨振乐　山东第一医科大学附属省立医院

　　　　王　京　山东第一医科大学附属省立医院

　　　　王延栋　潍坊市人民医院

编　委　(按姓氏笔画排序)

　　　　王　丹　聊城市人民医院

　　　　王　莉　山东第一医科大学附属省立医院

　　　　王晓媛　山东第一医科大学附属省立医院

　　　　朱艳姬　日照市人民医院

　　　　刘素雯　山东第一医科大学附属省立医院

　　　　许艺怀　山东大学附属儿童医院

　　　　孙应娜　山东第一医科大学附属省立医院

　　　　李园园　潍坊市益都中心医院

　　　　宋　涵　山东大学齐鲁医院

　　　　周莉莎　山东第一医科大学附属省立医院

　　　　周爱华　山东大学/山东第一医科大学附属省立医院

　　　　周蔚然　山东大学附属儿童医院/济南市儿童医院

　　　　姚秀俊　山东第一医科大学附属省立医院

　　　　夏晓静　山东第一医科大学附属省立医院

　　　　栾春丽　山东第一医科大学第一附属医院

郭海艳　复旦大学附属儿科医院在读博士

董　岩　山东第一医科大学附属省立医院

程　娜　山东第一医科大学第一附属医院

谭永超　山东省妇幼保健院

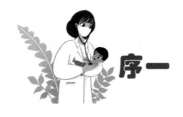

新时代医者的使命担当

——为百姓打造有温度的医学科普

党的二十大报告指出，人民健康是民族昌盛和国家富强的重要标志，要把保障人民健康放在优先发展的战略位置，完善人民健康促进政策。

"科技创新、科学普及是实现创新发展的两翼，要把科学普及放在与科技创新同等重要的位置。"习近平总书记这一重要论述，为新时代医者做好医学知识普及工作指明了前进方向、提供了根本遵循，那就是传播健康理念，力求让主动健康意识深入人心。

"科普，从病人中来，到百姓中去。"山东省研究型医院协会响应国家"全民大健康""科普创新"等一系列战略规划，借助实力雄厚的专家团队，在山东大学出版社的牵头下编纂的"医万个为什么——全民大健康医学科普丛书"问世了。丛书以向人民群众普及医学科学知识，提高全民科学素养和健康水平为根本宗旨，不仅可以在人们心中种下健康素养的种子，还能将健康管理落到实际行动上，让科普成为个人的"定心丸"，成为医生的"长效处方"，进而成为全民大健康的"防护网"。

传递医学科普，是一种社会责任。医道是"至精至微之事"，习医之人必须"博极医源，精勤不倦"，此为专业之"精"；有高尚的品德修养，以"见彼苦恼，若己有之"感同身受的心，策发"大慈恻隐之心"，进而发愿立誓"普救含灵之苦"，这是从医情怀。有情怀，才有品位；有情怀，才有坚持。国际上，很多医学大家也是科普作家。例如哈佛医学院教授、外科医生阿图·葛文德所写的《最好的告别》，传递出姑息治疗的新思路。世界著名的顶级学术期刊《自然》(*Nature*)《科学》(*Science*)创立之初,就秉持科普色彩,直至今日,很多非专业读者仍醉心其趣味性和准确性。在我国,越来越多的医学专家和同仁也开始重视科普宣教,经常撰写科普作品,参加科普访谈,助力科普公益活动,引领大家的健康生活理念,加强疾病预防。

杏林春暖,有百姓健康相托,"医万个为什么——全民大健康医学科普丛书"创作团队带着一份责任和义务,集结100多个医学专业委员会,由百余位医学名家牵头把关,近千名医学一线人员编写,秉持公益科普的初心和使命,以心血成此科普丛书。每一本书里看似信手拈来的从容,都是医者从医多年厚积薄发的沉淀。参与创作的医者们带着情怀和担当参与到这项科普工程中,他们躬身实践、博采众长、匠心独运,力求以精要医论增辉杏林。

创作医学科普,是一种专业素养。生命健康,是民生大事。医学科普,推崇通俗,但绝不能低俗。相比于自媒体时代各种信息、谣言漫天飞的现象,这套丛书从一开始的定位就是准确性和科学性,绝不可有似是而非的内容。在内容准确性和科学性的基础上,还力求语言通俗易懂。为此,本系列丛书借鉴"十万个为什么"科普丛书,采取问答形式,就百姓关心的健康问题答惑释疑,指导人们如何科学防治疾病。上到耄耋老者,下至认字孩童,皆能读得懂、听得进,还能用得上,力倡"每个人是自己健康第一责任人"。

推广医学科普,是一种创新传播。科普,不是孤芳自赏,一定要能够打动人心、广泛传播。这就要求有创新、有温度的内容表达方式和新颖的传播形式。内容上,本套丛书从群众普遍关心的问题出发,突出疾病预防,讲述一些常见疾病的致病因素,让读者了解和掌握疾病的预防知识,尽量做到不得病、少得病,防患于未然。一旦得了病,也能做到早发现、早确诊,不贻误病情和错失救治良机。在传播方式上,为了方便读者高效利用碎片化时间,也为了让读者有更多获取健康知识的途径,本套丛书在制作时把每部分内容都录制成音频,扫码即可听书。为保证科普的系统性,丛书以病种划分为册,比如《心血管疾病科普问答》《内分泌与代谢疾病科普问答》《小儿外科疾病科普问答》等,从而能最大限度地方便读者直截了当地获取自己关心的科普内容。最终形成的这套医学科普丛书既方便读者查阅,又有收藏价值,还具有工具书的作用。

　　坚守医学科普，还需要有执着的精神。医学科普的推广、普及并非一日之功，必将是一项长期性、系统性的工程，我们将保持团队的活力和活跃性，顺应时代发展，不断更新知识，更好地护佑百姓健康。

　　这样一群有责任、有情怀、有坚守、有创新的杰出医者为天下苍生之安康所做的这件事，看似平凡，实则伟大。笔者坚信，他们在繁忙的临床、科研、教学工作以外耗费大量心血创作的这套大型医学科普丛书，必将成为医学史上明珠般的存在。不求光耀医史长河，但求为百姓答疑解惑，给每一位读者带来实实在在的健康收益。

中国工程院院士　张远

2023 年 4 月

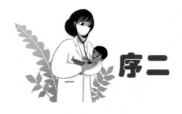

让医学回归大众

欣闻"医万个为什么——全民大健康医学科普丛书"，这套由近千名医学领域专家和临床一线中青年医务人员撰写完成的丛书即将付梓，邀我作序，幸何如之。作为丛书总策划、总主编胡三元教授的同窗挚友，能先一睹著作，了解丛书撰述缘由，详读精心编写的医学科普内容，不禁感叹齐鲁医者之"善爱之心"及医学科普见解之独到。

庞大的丛书作者背后是民生温度。从医三十多年，我始终认为大众健康素质和健康意识的提高，是健康中国建设的重要内容。作为医生，应该多写科普类文章，给老百姓普及健康和医学知识，拉近与人民群众的距离，让科普成果切切实实为百姓带去健康福祉。

执好一支笔，写好小科普

医疗是一个专门的领域，由于人体的复杂性，注定了疾病本身往往是非常复杂的。虽然自 19 世纪以来，医学随着科学技术的现代化而飞速发展，人类攻克了很多疾病，但仍有许多疾病严重威胁着人类健康及生活质量。

医防融合是一个老话题，但不应只定格在诊室，还要延伸到诊室外，让医学科普知识融入百姓的日常生活，成为百姓的家居"口袋书"，对防病更能起到重要作用。

普通民众的医学知识毕竟有限，在生活水平日益提高的当下，健康无疑是最热门的话题之一，可很多民众的防病及治病方式存在诸多误区，有些方法甚至还有害无益。

得益于互联网传播和智慧医疗的日益发达,许多执业医师走上了科普道路,为民众普及健康常识,提高全民的健康素养。创作医学科普对大众健康有利,而对医者而言,也能丰富自己的知识,精细化自己的思维,在医学求知路上不断前进。"医万个为什么——全民大健康医学科普丛书"作为科普知识的大集锦,依托山东省研究型医院协会雄厚的专家团队,凝聚起了近千名专家和中青年医学骨干力量,掀起"执好一支笔,写好小科普"热潮,在新世纪的今天,可谓功不可没,意义深远。

编好一套书,护佑数代人

科普不仅能够预防疾病的发生,很多已经发生的疾病也能够通过科普获得更好的预后。从这个意义上说,医生做科普的意义绝不亚于治病。从落实健康中国战略,到向世界发出大健康领域的"中国之声",在疾病防治上,我国医者贡献了不少中国智慧和中国方案。

"医万个为什么"脱胎于我们小时候耳熟能详的"十万个为什么"科普丛书,初读就觉得接地气、有人气。丛书聚焦的问题,也全部是与百姓息息相关的疾病疑难解答,全面、权威、可信、可靠。

尤让我耳目一新的是这套丛书创新性地采取了漫画插图以及音频植入的方式,相比单纯的文字阅读,用画图和语音的方式向读者介绍,会更直观。很多文字不易表达清楚的地方,看图、听音频会一目了然、一听而知,能切实助推健康科普知识较快为读者所掌握,不断提升大众对健康科普的认同感,相信丛书出版后,也会快速传播,成为百姓口口相传的"健康锦囊"。

凝聚一信念,擘画大健康

一头连着科普,一头连着百姓;一头连着健康,一头连着民生。

毫无疑问,"医万个为什么——全民大健康医学科普丛书"的编者们举山东之力,聚大医之智,以"善爱之心"成此巨著,已经走在了医学科普传播的最前沿,该丛书在当代医学科普领域堪称独树一帜之作。

我也殷切希望,医者同仁能怀赤子之心,笔耕不怠,医防融合,不断践行"让医学回归大众"的使命,向广大人民群众普及医学知识。期待本丛书成为护佑百姓健康的"金字招牌",为助力健康中国建设做出应有贡献。

最后,向山东省研究型医院协会及各位同仁取得的成绩表示钦佩,并致以热烈的祝贺。

中国工程院院士 宁光

2023 年 5 月

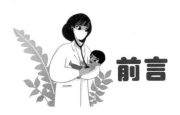 前言

　　泌尿系统疾病是儿童时期的常见疾病,尤其是肾脏病,近年来,儿童肾脏病患者日渐增多。据统计,我国现有 300 余万肾脏病患儿,其中,慢性肾衰的病例正以每年 13％的速度递增,肾脏疾病已成为严重威胁儿童健康的疾病。

　　随着医疗技术水平的不断发展,越来越多的儿童肾脏病可以被治愈,但也有一部分患儿起病隐匿,如轻度蛋白尿、镜下血尿等病,初起可能没有任何症状或症状不明显,导致疾病不易被发现,使患儿得不到及时诊治而耽误了最佳治疗时机;还有部分肾脏病患儿因治疗方法不当导致病程迁延反复,最终发展至慢性肾衰竭,需要长期接受肾脏透析治疗,甚至进行肾移植,严重影响患儿身心健康,也给家庭和社会带来了极大负担。

　　为了帮助患儿、家长以及部分基层医院的医护人员更好地了解小儿泌尿系统疾病的相关知识,本书从儿童泌尿系统的基础知识、症状、辅助检查、常见疾病、治疗、营养指导及护理六大方面对儿童肾脏疾病防治相关问题进行了详细解答。本书的编者均是具有深厚理论知识和丰富临床经验的儿童泌尿系统疾病专业执业医师,全书语言尽量做到通俗易懂,希望能给广大肾脏病儿童及家长带来较大帮助,对从事儿童泌尿系统疾病相关专业的医护人员也具有一定的指导意义。

　　此外，本书所解答的问题均是各位编者在临床工作中最常被问到的问题，编者们对这些问题进行了汇总、提炼、归纳。对于本书的未尽之处，欢迎各位读者批评指正。最后，希望所有的孩子都能健康快乐地成长！

2024 年 7 月

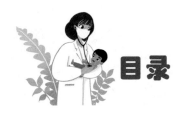

目录

儿童泌尿系统疾病的治疗

儿童泌尿系统疾病的
营养指导及护理

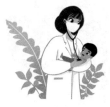

儿童泌尿系统的基础知识

1.儿童泌尿系统与成人相比有什么不同?

泌尿系统负责尿液的产生、运送、储存与排泄。人类的泌尿系统包括左右两颗肾脏、左右两条输尿管、膀胱以及尿道。儿童不能简单视为缩小的成人,其泌尿系统和成人也有所不同。

★ 肾脏

肾脏是一对形似蚕豆的器官,分布在脊柱的两侧,贴靠在腹腔后壁的上部,右肾的位置比左肾略低。一般来说,年龄越小,肾脏的位置越低。婴儿的肾下极甚至可低至髂嵴以下,2岁以后才会达到髂嵴以上的位置。肾脏的大小因人而异,成年男性一颗肾重120～150克,平均长约10厘米,宽约5厘米,厚约4厘米,成年女性的肾脏略小于男性。儿童的肾脏大小会随着年龄的增加而发生变化。年龄越小,肾脏相对自身体重来说越重;新生儿两肾总重约为自身体重的1/125,而成人两肾总重约为自身体重的1/220。

每颗肾脏约有一百万个肾单位,每个肾单位都有一个肾小球和一条迂回曲折的肾小管。肾脏的主要作用是通过生成和排出尿液,排泄体内的代谢废物及有毒物质,重吸收有用的物质,调节水盐和酸碱平衡,从而维持机体内环境的稳定。血液来到肾小球时会过滤出原始尿液(原尿),原始尿液流经肾小管时,肾小管重吸收其中的水分、电解质和养分,最后的尿液则会集中到肾盂排出。肾脏还具有重要的内分泌功能,能够产生促红细胞生成素,从而促进骨髓造血,生成红细胞;能分泌肾素、血管紧张素、前列腺素等物质参与血压的调节;能转化维生素D_3,调节体内的钙磷代谢,维持骨骼的正常结构与功能,并参与免疫功能的调节。肾脏近端小管细胞是胰岛素、甲状旁腺激素、胰高血糖素、降钙素等多种激素降解、灭活的场所。儿童的肾脏虽然具备大部分成人肾脏功能,但调节能力比较弱,贮备能力也比较差,特殊情况下易出现功能紊乱,发育到1～2岁时才接近成人水平。

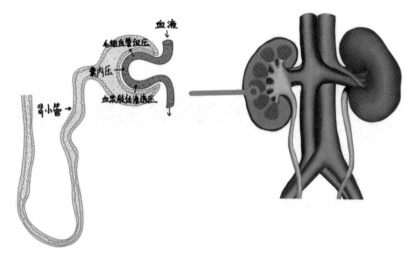

★ 输尿管

输尿管位于腹膜的后方,是一对细长的肌性管道,自肾盂下端开始,延长至膀胱,长度为 25～30 厘米。输尿管通过平滑肌的节律性收缩,可以将尿液不断地排入膀胱。膀胱和输尿管之间有防止尿液逆流的作用,因此尿液进入膀胱后不会流回输尿管。然而,由于婴幼儿的输尿管长而弯曲,管壁发育不良,容易受到挤压及扭曲,从而导致梗阻,发生尿潴留,引起泌尿系感染。

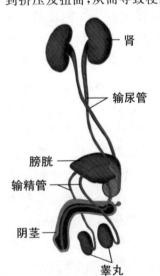

★ 膀胱

膀胱是一个由肌肉包裹的中空器官,就像一个水球,位于骨盆腔的中央,借着连到骨盆的几条韧带固定。儿童膀胱的位置比较高,充盈时在腹腔就容易触摸到,随着年龄增长逐渐下降至盆腔。膀胱用于储存尿液,胀满时会变得比较圆,排空的时候又扁又小。正常成年人的膀胱大约可容纳 500 毫升尿液,2～5 小时会胀满,需要排尿 1 次。新生儿的膀胱容量很小,一般为 20～50 毫升。儿童的膀胱容量约为 30＋(年龄×30)毫升。

★ 尿道

尿道是膀胱与体外相通的一段管道,男性与女性的尿道差异很大。女性的尿道起源于膀胱的尿道内口,延伸到尿道外口,仅有排尿功能。新生女婴的尿道长度约为 1 厘米,青春发育期以后为 3～5 厘米。男性的尿道较长,尿液和精液均可通过尿道排出体外。女婴的尿道较短,尿道外口又接近肛门,容易受到细菌污染。男婴的尿道虽长,但常有包茎和包皮过长的情况,尿垢积聚时也容易引起上行性的细菌感染。

2.儿童每天的正常尿量和排尿次数是多少?

儿童每天正常的尿量因人而异,除肾脏本身原因外,还与液体入量、食物种类、气温、湿度、活动情况及精神因素等有关。新生儿在出生后 2 天内正常尿量为 15～30 毫升/千克,其后 4 周内可增加至每天 25～120 毫升/千克。婴儿每天的排尿量为 400～500 毫升,幼儿为 500～600 毫升,学龄前儿童为 600～800 毫升,学龄期儿童为 800～1400 毫升,14 岁以上儿童的尿量为 1000～1600 毫升。如果在高温季节或周围环境温度过高时,因为出汗较多,尿量就会减少。如果在寒冷季节,由于皮肤蒸发水分少,尿量会增多。如果儿童出现情绪与精神紧张,尿量也会增加。如果孩子因为生病输液治疗或应用利尿剂时,尿量同样会增多。

不同年龄儿童的正常排尿次数也存在明显差异。92% 的新生儿在出生后 24 小时内排尿,99% 的新生儿在出生后 48 小时内排尿。如果出生 48 小时后新生儿仍不排尿,应怀疑可能存在泌尿系统异常。新生儿出生后几天内,由于进水量少,每日仅排尿 4～6 次;1 周以后因为新陈代谢旺盛,进水量较多,加之膀胱容量小,排尿次数突增至每日 20～25 次;1 岁的时候,儿童每日排尿 15～16 次;到学龄前和学龄期,每日排尿次数降至 6～7 次。

3.什么是少尿、无尿和多尿?

儿童每天正常的尿量在不同的年龄段存在明显差异,因此少尿、无尿和多尿的标准也因年龄而不同。如果新生儿的尿量每小时少于 1.0 毫升/千克,婴幼儿每日尿量少于 200 毫升,学龄前儿童每日尿量少于 300 毫升,或学龄儿童每日尿量少于 400 毫升,则视为少尿。如果新生儿的尿量每小时少于 0.5 毫升/千克,或婴幼儿期及以后儿童每日尿量少于 50 毫升,则视为无尿。如果儿童的尿量每小时大于 3 毫升/千克或 24 小时尿量大于 2000 毫升,则为多尿。

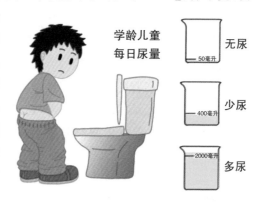

4.如何早期发现孩子得了肾脏病?

(1)了解肾脏病早期症状:肾脏的代偿能力非常强大,患有肾脏病的孩子,早期可以完全没有症状或症状不明显,随着病情进展,逐渐出现各种症状。当孩子出现眼睑、颜面及下肢水肿,或经常疲乏、尿色异常(洗肉水样或浓茶样等)、尿含大量泡沫、排尿异常(尿痛、尿频、排尿困难)、尿量异常(少尿或多尿、夜间多尿)时,应该怀疑是泌尿系统出了问题并及时带孩子去医院就诊。当出现肾功能不全时,慢性肾脏病的各种症状逐渐明显,如面色苍白、食欲下降、恶心、呕吐、皮肤瘙痒、身材矮小、高血压等。

(2)定期体检:患有肾脏病的孩子,早期症状比较隐蔽,最好每年定期为孩子做肾脏检查,以早期发现肾脏病。

(3)高危人群筛查:对于妈妈怀孕时就已经发现生殖泌尿系统异常、有肾脏病家族史、生长障碍的孩子及一些高危新生儿(如早产儿),建议积极进行筛查,包括体检、尿常规、肾功能及泌尿系超声检查。

5.孩子得了肾脏病可以治愈吗?

提到肾脏病,大家首先会联想到肾衰竭甚至尿毒症,这些名词让人望而生畏。如果孩子得了肾脏病,还有治好的可能吗? 这个问题尤其受到大家的关注。答案其实并没有想象得那么糟糕。肾脏病的预后与个人的体质、年龄、发病急缓、疾病病因、病理类型、治疗方案等多种因素有关。有些患儿发现早,及时诊断后进行规范治疗,病情大多可以稳定下来;但也有少部分患儿病情难以控制,肾功能不断恶化,最终发展为肾衰竭甚至尿毒症。

6.如何预防儿童肾脏病的发生?

(1)提倡健康生活方式:保持合理饮食、杜绝熬夜、不要憋尿、进行适度运动。经常熬夜是伤肾的坏习惯。憋尿使尿液潴留在膀胱,容易繁殖细菌,间接感染肾脏。步行是最好的运动方式,它能促进四肢及内脏器官的血液循环,保持关节灵活性,改善身体的有氧能力,调节精神心理状态等,帮助孩子远离肾病。

(2)多吃优质蛋白:优质蛋白饮食容易被人体消化、吸收,且含必需氨基酸丰富,种类齐全,比例适当,可减轻肾小球高滤过和高代谢负担。富含优质蛋白的食物包括瘦肉、鱼虾、蛋类、奶类、禽类、大豆及豆制品。

（3）控制循环及代谢异常：糖尿病、高血压、高脂血症、高尿酸血症等发展到一定阶段都可引起肾脏损伤。而一旦发生肾脏病，又会进一步加剧紊乱，甚至引起各种并发症，从而形成恶性循环。因此，儿童饮食应尽量做到少盐、清淡，避免太甜、太油的食物，让孩子远离肥胖和高血压，从而远离肾脏疾病。

（4）避免应用肾脏毒性药物：最常见的肾脏毒性药物包括各类止痛药、某些抗生素、造影剂及含马兜铃酸的中药等。儿童更易受到肾毒性药物的侵害，故应在医生指导下服用相关药物。

（5）重视肾脏病筛查：尿常规、血生化、泌尿系超声等均是肾脏病筛查的重要手段。常规产前胎儿超声检查可以发现许多泌尿系统异常。对于一些有高危风险的儿童，应定期复查尿常规。

（6）谨防感染：细菌或病毒感染是引起肾脏疾病最常见的原因，特别是链球菌感染容易引起急性肾小球肾炎。

（7）积极控制原发病：与成人不同，儿童慢性肾脏病（CKD）的主要病因是先天性及遗传性异常。大部分的基因异常在儿童时期就有表现，其中许多将导致进展性儿童慢性肾脏病。先天性肾脏与尿路畸形是儿童慢性肾脏病的一大类病因，包括肾脏发育不全、发育不良及泌尿系梗阻，还有一部分是非肾脏病的并发症造成的继发性肾损伤。各种不同原因造成的儿童急性肾损伤（AKI）都可能产生长期的后遗症，包括导致多年以后发生儿童慢性肾脏病。因此，如果孩子有上述疾病，一定要重视，定期至相关科室（如肾内科）就诊，积极配合治疗。

7.腰痛和肾脏病有关系吗？

一般来说，肾脏病患儿腰痛症状并不是很明显，很多患儿并不会出现腰痛。

■ 哪些肾脏病会引起腰痛？

（1）肾实质性疾病所致的肾肿大，主要见于急性肾小球肾炎、急进性肾炎等。由于肿大的肾脏牵扯肾包膜，会出现局部持续性胀痛、钝痛，部分患儿还伴有肉眼血尿、水肿、高血压等表现。

（2）肾脏感染性疾病，如肾脓肿、急性肾盂肾炎等，主要源于细菌感染。腰痛多为单侧，难以忍受按压和肾区叩击检查，往往伴发热、寒战等不适。

（3）肾脏肿瘤或囊肿，如肾囊肿、多囊肾、良/恶性肿瘤等。若囊肿或肿瘤足够大，牵扯肾包膜，会引起持续性胀痛和钝痛。

（4）肾结石，若结石嵌顿在输尿管，会发生肾绞痛，表现为间歇性、发作性剧烈绞痛，可能向会阴部放射。严重时会伴有大汗淋漓及恶心呕吐等症状，还可能出现肉眼血尿。

■ 哪些非肾脏性疾病会引起腰痛？

（1）骨科疾病，如腰肌劳损（腰肌筋膜炎）、腰椎间盘突出等，其中最常见的是腰肌劳损，往往与经常保持一个体位、腰肌劳累有关。

（2）妇科疾病，常见原因有盆腔炎、附件炎、后位子宫等，一般症状为酸痛、胀痛、坠痛，疼痛主要位于腰骶部，可以进行妇科检查来明确诊断。儿童年龄偏小，发生该病的概率相对较低。

因此，腰痛不一定就是肾脏病引起的。如果发生腰痛，要及时到医院就诊，明确腰痛的原因，根据原因相应地予以治疗。

8.感冒会引起肾脏病吗？

每个人都会有感冒的经历，但很少有人想到感冒可能会对肾脏造成伤害。如果孩子感冒时出现下列情况，家长一定要警惕肾脏病的可能。

（1）水肿伴有尿蛋白阳性。当孩子感冒后出现眼睑、颜面水肿，而且持续多日未见好转，甚至出现下肢指压凹陷性水肿，切记一定要查尿常规。如果尿蛋白阳性，就要警惕孩子可能得了"肾病综合征"这种病。肾病综合征以大量蛋白尿、水肿、低白蛋白血症和高脂血症为特点，起病隐匿，上呼吸道感染不仅会加重肾病综合征的病情，而且会影响治疗效果、疗程以及预后。

（2）小便颜色不正常。如果孩子在感冒后的几天甚至几个小时内，小便的颜色突然变成鲜红色、茶色或酱油色，化验尿常规显示血尿、蛋白尿，此时要高度考虑"IgA肾病"的可能。IgA肾病是最常见的原发性肾小球疾病之一，可以只表现为孤立性血尿，或反复发作的肉眼血尿，也可合并高血压，甚至肾功能减退。如果孩子在感冒后1～3周出现血尿和（或）蛋白尿，伴有水肿、高血压，这时要高度警惕急性链球菌感染后肾炎的可能。这种疾病多在感染猩红热或扁桃体炎的7～20天发生，以血尿为初发症状，可轻可重。但因该病是自限性，一般经休息或对症治疗3个月后可自行恢复。

由于某些肾脏病的发病比较隐匿，一些症状不是很典型，难以察觉，可能会因感冒而被首次发现。因此，当孩子"感冒"后连续尿检指标出现异常，同时出现水肿、尿液颜色加深等反常现象的时候，家长应及时带孩子去儿童医院肾脏专科就诊。

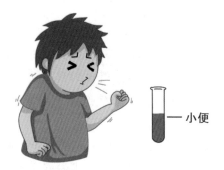

小便

9.肾脏病患儿感冒了能吃什么药?

首先,我们来了解一下儿童常用的感冒药:

(1)常见感冒药:如小儿氨酚黄那敏、氨酚烷胺等药可以缓解鼻塞、流涕等症状,右美沙芬、福尔可定有止咳效果,布洛芬、对乙酰氨基酚可用于退热等。然而,许多感冒的对症药物是复合制剂,往往含有多种成分,与其他药物同时服用时,要格外注意是否有相同成分,尤其是是否含有对乙酰氨基酚等解热镇痛药成分。如果同服多种感冒药,极易引起急性肾损伤。

(2)常见抗病毒药物:感冒是由病毒感染引起的。西药中除了有针对甲流、乙流的特效药奥司他韦等药物外,并没有专门针对各种病毒的特效药。中成药中有一些抗病毒的品种,具有疏风解表、清热解毒之效,如连花清瘟颗粒、清开灵颗粒、猴耳环消炎颗粒等,在感冒初期可酌情服用。

(3)抗生素类药物:氨基糖苷类抗生素由于有肾毒性作用,在儿科应用较少。儿童较为常用的抗生素包括青霉素、头孢菌素、阿奇霉素、红霉素等药物。这类药物适用于感冒同时合并细菌感染的时候。不要滥用抗生素,应用时机和品种选择需要听从医生的医嘱。感冒了马上吃头孢类药物并不能预防肾病的复发,反而容易增加机体细菌的耐药性,增加后续治疗的难度。因此,是否需要使用抗生素以及使用时间,需要医生判断。

与正常儿童一样,肾脏病儿童如果感冒了,以上药物都是可以使用的。但是,如果同时存在肾功能异常,感冒药物的剂量可能需要根据肾功能下降的程度而适当减小。

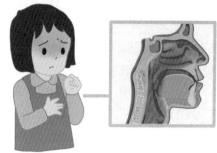

10.肾脏病患儿应如何预防感冒?

肾脏病患儿由于疾病本身及治疗药物的影响,会出现免疫功能低下,容易罹患各种感染性疾病,其中上呼吸道感染最为常见,且很难预防感冒。感冒后可能会导致肾脏疾病复发,是许多肾脏病患儿家长面对感冒如临大敌的关键原因。

肾脏病患儿有效预防感冒的关键如下:第一,尽量避免接触传染源;第二,勤洗手、戴口罩以切断传播途径。具体做法为做好个人防护,尽量不在人多的地方长时间停留,外出时注意佩戴好口罩,口罩要遮住口鼻,同时遮住口腔和鼻孔才能有效隔离传染源。在孩子上学期间,如果班级里同学中有多人患呼吸道感染,应注意与感冒的同学保持一定的距离,避免通过接触及飞沫传染,勤洗手。如果家中共同居住者出现感冒症状,建议大家尽量佩戴口罩,勤通风,勤洗手,避免直接的飞沫接触。

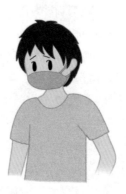

另外,应提高自身抵抗力,保持规律的作息,保证充足的睡眠和休息,常喝温水,合理营养。在夏季高温时,控制空调的温度和时间,不要温度过低或总是冷热交替,出汗后不要立即吹空调。在病情允许的情况下,平时要进行一定时间的户外活动,如散步、骑车、快走等,帮助增强孩子体质,增强抗病能力。

感冒只可能尽量预防,但却无法完全避免。肾脏病患儿感冒时,家长应调整好心态,不要过分焦虑。家长无法为孩子创造无菌的环境,也不可能为孩子抵抗一切病菌,杞人忧天并不能改变现状。保持良好的心态,感冒时积极应对,平时做好护理工作,同时也要将需要注意的问题告知孩子,让孩子参与疾病护理、学会保护自己,躲开传染源,勤洗手、戴口罩,以切断传播途径,规避感冒风险。

11.肾脏病患儿发烧了该怎么办?

儿童发热原因众多,多以感染最常见。因此,在肾脏病患儿发烧时,一方面应及时积极退热、做好护理,另一方面应积极寻找原因、对因治疗。

患儿发热时应多饮水,饮食应清淡、易消化。患儿发热时胃肠功能弱,应避免进食油腻的食物或进食过多。如果患儿出现腹泻,可以给予其咸粥、口服补液盐等补充丢失的电解质。若患儿体温超过 38.5 ℃,可以口服布洛芬或对乙酰氨基酚退热,之后去医院就诊。在就医时,家长要主动告知医生患儿有肾脏疾病并告知口服的药物,以免有用药的相互作用及禁忌。

肾脏病患儿抵抗力差,存在一些感染机会致病菌的风险,有时疾病进展快,如果孩子出现呼吸增快、精神反应差、皮肤发花、高热不退等情况,一定要尽快就医,及早治疗,不要在家中延误治疗时机。

发热后可能导致肾脏疾病的复发或加重,因此,要监测尿常规、肾功能,协助评估病情是否复发,并在肾脏专科复诊,以调整治疗肾脏疾病的药物,争取预防肾脏病复发,帮助孩子平稳度过感染期。

12.肾脏病患儿可以接种疫苗吗?

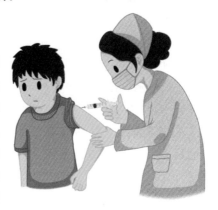

肾脏病患儿普遍存在免疫力低下问题,尤其是治疗过程中,应用糖皮质激素及免疫抑制药物可以引起免疫功能进一步降低,容易受到各种病原微生物的感染,并且容易出现重症或不典型病原体感染。感染可以导致肾脏病的反复或加重,形成恶性循环。疫苗接种是一种有效的感染预防策略,可以防止特定的感染性疾病。患有肾脏病的儿童也建议接种疫苗,但是如何接种、可以接种哪种疫苗要根据孩子情况确定。

推荐未应用免疫抑制剂、免疫功能正常且疾病处于缓解期的患儿按照国家免疫程序接种疫苗。接受免疫抑制剂治疗的肾脏病患儿可接种灭活疫苗,暂不接种活疫苗。建议所有慢性肾脏病患儿,如无禁忌,均接种肺炎链球菌疫苗,建议每年接种灭活流感疫苗。

对于应用糖皮质激素和免疫抑制剂的儿童,可在大量糖皮质激素(泼尼松≥20 毫克/天)治疗结束后至少 1 个月、非生物制剂类免疫抑制剂停用后 3 个月、抗 CD20 单抗治疗结束后至少 6 个月，在评估免疫功能恢复后进行减毒活疫苗的接种。

对于静脉注射免疫球蛋白的儿童，建议暂缓接种含麻疹成分的疫苗至大剂量免疫球蛋白治疗后 8～9 个月。

疫苗接种作为一次对免疫系统的人为冲击，接种后偶尔也存在导致疾病复发或病情加重的风险，因此，肾脏病儿童接种疫苗后一定要仔细观察有无发热等不良反应。

13. 如何更好地呵护孩子的肾脏，延缓肾脏病进展？

大多数慢性肾脏病不能够根治，但可以通过积极控制原发病、避免不良因素，延缓肾脏病进展。肾脏病的治疗及肾功能的保护是长期过程，需要医患双方的共同努力才能达到目标。

第一，积极控制原发病，尽快降低尿蛋白。蛋白尿持续时间长是肾脏预后不良的危险因素，肾脏病患儿要谨遵医嘱，积极治疗原发病，根据医嘱进行药物的调整，切忌随意停药、减药。很多青春期患者由于应用激素发生面貌改变而偷偷停用药物，导致疾病复发、加重，甚至造成肾功能不可逆下降，反而增加了糖皮质激素的使用时间和剂量。积极控制原发病，使疾病尽快进入维持治疗时期，遵照医嘱进行药物减量，才能更好地保护肾脏。还有一个需要避免的误区，即尿蛋白转阴后害怕复发而不进行药物减量，长期口服激素及免疫抑制剂的不良反应大，要按时复诊，定期监测尿液及血液指标，遵照医生医嘱进行治疗。

第二，控制高血压以及其他并发症。高血压也是慢性肾脏病进展、预后不良的重要因素，保持心情愉悦，合理口服降压药物，监测血压并平稳降压，能够减缓肾功能恶化，有效延缓肾脏病进展。其他的并发症如贫血、矿物质代谢异常、继发性甲状旁腺功能亢进、血栓等也是影响患儿疾病控制和生活质量的因素，需要遵照医嘱进行有效治疗。

第三，防止应用有肾毒性的药物，选择正规医院进行治疗，听从专业医生指导，切勿病急乱投医。

第四，日常护理也与肾脏病的预后密切相关，如避免感染、科学饮食、适量运动、避免过度劳累、保持良好的心态，都是延缓肾脏进展的必要措施。

14. 肾脏病会影响孩子的生长发育吗？

孩子的身高和体重一直都是家长关注的焦点，各种引起生理功能紊乱的急/慢性疾病对儿童的生长发育都能产生直接影响。生长发育问题在肾脏病患儿中更为突出,尤其是在需要长期口服糖皮质激素的患儿中,身材矮小和体重超重已经成为普遍问题。而在慢性肾衰竭尤其是透析患儿中,身材矮小和营养不良、体重过低的问题也较突出。

糖皮质激素可以导致骨质疏松,影响骨骼发育及身高。免疫抑制剂可以降低孩子免疫功能,反复感染也是导致孩子生长发育受到影响的因素之一。如果肾脏病患儿身高生长受到影响,一方面需要注意营养均衡、适量运动;另一方面,可以在医生评估允许的情况下进行生长激素治疗。

很多慢性肾衰竭患儿起病隐匿,无明显临床症状,早期可能仅表现为生长发育的落后,因此,当发现孩子生长速率降低或明显低于正常时,需要警惕孩子是否出现肾脏慢性疾病。家长可以根据不同年龄、性别儿童的身高、体重百分位数值表,对照孩子的身高、体重情况判断其生长发育是否正常。

7岁以下男童年龄别身长/身高、体重百分位数值表

7岁以下男童年龄别身长/身高百分位数值

单位为厘米

年龄	P_3	P_{10}	P_{25}	P_{50}	P_{75}	P_{90}	P_{97}
0月	47.6	48.7	49.9	51.2	52.5	53.6	54.8
6月	64.2	65.7	67.1	68.7	70.3	71.8	73.2
1岁	71.7	73.3	74.9	76.7	78.5	80.1	81.6
1岁6个月	77.7	79.4	81.2	83.1	85.0	86.8	88.5
2岁	82.4	84.2	86.1	88.2	90.3	92.2	94.0
2岁6个月	87.0	88.9	91.0	93.2	95.4	97.4	99.4
3岁	90.9	93.0	95.1	97.5	99.9	102.0	104.1
3岁6个月	94.4	96.6	98.8	101.3	103.8	106.1	108.3
4岁	97.6	99.9	102.3	104.9	107.5	109.8	112.2
4岁6个月	100.8	103.2	105.7	108.4	111.1	113.6	116.0
5岁	104.1	106.6	109.1	112.0	114.8	117.4	119.9
5岁6个月	107.2	109.9	112.5	115.5	118.4	121.1	123.7
6岁	110.3	113.0	115.7	118.8	121.9	124.6	127.3
6岁6个月	113.1	116.0	118.8	122.0	125.2	128.0	130.8

注:2岁以下适用于身长,2～7岁适用于身高。年龄为整月或整岁。

参考资料:国家卫健委,2022版《7岁以下儿童生长标准》。

7岁以下女童年龄别身长/身高、体重百分位数值表

7岁以下女童年龄别身长/身高百分位数值

单位为厘米

年龄	P3	P10	P25	P50	P75	P90	P97
0月	46.8	47.9	49.1	50.3	51.6	52.7	53.8
6月	62.7	64.1	65.5	67.1	68.7	70.1	71.5
1岁	70.4	71.9	73.5	75.2	77.0	78.6	80.1
1岁6个月	76.5	78.2	79.9	81.9	83.8	85.5	87.2
2岁	81.2	83.0	84.9	87.0	89.1	90.9	92.8
2岁6个月	85.7	87.7	89.7	91.9	94.1	96.1	98.1
3岁	89.7	91.8	93.9	96.2	98.5	100.7	102.7
3岁6个月	93.2	95.4	97.6	100.1	102.5	104.8	106.9
4岁	96.5	98.8	101.1	103.7	106.3	108.6	110.9
4岁6个月	99.7	102.1	104.5	107.2	109.9	112.3	114.7
5岁	103.0	105.5	108.0	110.8	113.6	116.1	118.6
5岁6个月	106.1	108.7	111.3	114.3	117.2	119.8	122.4
6岁	109.0	111.7	114.5	117.5	120.6	123.3	126.0
6岁6个月	111.8	114.6	117.4	120.6	123.7	126.6	129.4

注：2岁以下适用于身长，2～7岁适用于身高。年龄为整月或整岁。

参考资料：国家卫健委，2022版《7岁以下儿童生长标准》。

15.肾脏病患儿可以运动吗?

肾脏疾病患儿的家长有时因为惧怕孩子运动劳累后疾病复发,不让孩子运动。但是,口服糖皮质激素可导致骨质疏松、股骨头坏死,缺乏运动更加重了骨质的流失,使得孩子容易骨折。

其实,适量的运动能够增强骨质的密度和硬度,也能够增强孩子体质,改善蛋白质能量消耗,减轻机体炎症状态,延缓病情进展等。接触外界环境也能使得孩子心情愉悦。因此,肾脏病患儿在病情活动期,建议休息、避免劳累,但是在疾病缓解期,不鼓励卧床休息,而是推荐肾脏病患儿适量运动。若孩子身体条件允许,可每周进行3～5次轻至中等强度的有氧或抗阻运动,但要注意活动量及活动时间,运动量以孩子不疲劳为宜,要避免进行持续时间长的高强度运动,如打篮球、踢足球、长跑、爬山等。

另外，如果患儿有严重的高血压或低血压时，则不适合运动锻炼，需要及时就诊调整血压，得到良好控制后再开始运动。如果患儿合并未控制的严重心力衰竭、心律失常、心绞痛、肥厚性心肌病等，需要待病情缓解后在医生指导下逐渐运动。如果患儿合并严重水肿、深静脉血栓、肢体感染等，也应暂停运动。若患儿在生病期间需要长期卧床休息，也要注意主动及被动的躯体运动，尤其是下肢，可以进行抬腿、勾脚等，避免长时间静卧导致深静脉血栓形成，待病情平稳后逐渐开始运动。

因此，慢性肾脏病患儿在运动锻炼时一定要循序渐进、合理训练，过度锻炼反而会起到反作用。

16.肾脏病患儿能不能上学？

孩子如果处于肾脏病急性期，如刚发病、出现尿蛋白或肉眼可见的血尿，或出现感染、水肿、尿少等情况，建议孩子住院治疗，待病情稳定后回家调养，不建议上学。

孩子如果处于疾病恢复期，尿蛋白已转阴且维持稳定，肉眼可见的血尿消失，周身无水肿，食欲佳，体力正常，则可以上学，但应避免剧烈运动，可参加轻度体力活动，但要量力而行。

正常的生活、学习规律对于孩子的心理健康尤其重要，孩子需要伙伴和社交生活，因此，在病情控制、情况允许的情况下，请不要过分延长不必要的居家时间。

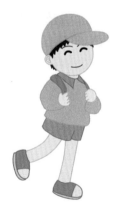

然而，需要注意的是，上学时要避免交叉感染，如同班同学有急性感染或某些传染性疾病等，需注意避免接触，戴好口罩，勤洗手，预防感染。另外，当孩子学习压力大、学习紧张时，可能会导致自主神经紊乱，出现血压升高、焦虑、睡眠质量下降、疲劳等情况，有导致疾病复发或加重的风险。作为家长，要帮孩子减压，陪伴孩子度过紧张的学习时期。

17.肾脏病患儿将来能正常工作吗？

在疾病得到良好的控制后，肾脏病患儿可以正常参加学校的学习，也能够正常工作，参加各种社会活动。即便是肾脏功能已经衰竭、需要透析，也可以通过血液透析、腹膜透析、肾移植维持良好的身体状态，参加学习、工作。

当然,家长的担心不是没有道理的,有些肾脏病患儿病情控制后也有复发的风险,成人之后也有可能无法从事过度劳累的职业。因此,父母必须要为孩子谋划未来。父母爱子女,则为之计深远,在病情稳定的时期,要鼓励孩子参加正常的学校生活和社交生活,使得孩子有一技之长。在治疗躯体疾病的同时,要给予孩子充足的信心,使孩子建立健康、积极、乐观的心理状态,为今后步入社会打下基础。

18.肾脏病会遗传吗?

肾脏病患儿将来能否生育正常后代,取决于患儿的肾脏病是否是由基因突变导致的。约有20%的慢性肾脏病是由基因突变导致的,这类肾脏病有遗传的风险。因此,当患儿被高度怀疑是遗传性肾脏病时,建议行基因检测。

如果患儿患有基因突变导致的遗传性肾脏病,其后代可能是患者,也可能是正常人或携带者,这取决于所患肾脏疾病的遗传方式,具体分为以下几种情况:

(1)常染色体显性遗传:患儿成年后与正常人结婚,子女有一半的可能会患同样疾病,并且男孩与女孩的发病概率没有差异;家族成员多是连续数代发病,没有携带者。

(2)常染色体隐性遗传:患儿成年后与正常人结婚,子女均为携带者,并不发病,男孩与女孩成为携带者的概率相同。

(3)X连锁显性遗传:女性患儿成年后与正常男性结婚,他们的子女各有一半的概率发病;男性患儿成年后与正常女性结婚,他们的女儿都是患者,儿子都是正常人。

(4)X连锁隐性遗传:男性患儿成年后与正常女性结婚,他们的儿子都是正常人,女儿都是携带者。如果女性携带者与正常男性结婚,他们的儿子有一半的概率为患者,女儿有一半的概率为携带者。

但需注意的是,由于技术限制,仍有部分患儿尽管在临床上高度怀疑患某一种遗传性肾脏病,但通过基因检测未发现相关致病位点。对于这样的患儿,我们仍不能排除其患遗传性肾脏病的可能。

19.遗传性肾脏疾病孩子的父母还有希望生一个健康的孩子吗?

如果父母已生育一个患有遗传性肾脏疾病的孩子,并非没有希望生育一个健康的孩子,这取决于患儿的性别与肾脏病的遗传方式。

当患儿患 X 连锁遗传性肾脏病并且变异来源于父母一方时,如果患儿为男孩,则其变异来源于母亲。当父母再次生育时,再生育的孩子(无论是男孩还是女孩)有 50％的可能性携带突变位点(男孩为患儿,表现与第一个患儿相一致;女孩为携带者,表现与患儿母亲相一致),50％的可能性为正常人。

当患儿患常染色体显性遗传性肾脏病并且变异来源于父母一方时,如果父母再生育,有 50％的可能性生育健康的孩子,有 50％的可能性生育携带突变位点的孩子,即临床表现与患儿相同。

当患儿患常染色体隐性遗传性肾脏病并且变异来源于父母双方时,如果父母再生育,有 25％的可能性生育健康的孩子,有 50％的可能性生育携带与父亲或母亲相同变异的孩子,其临床表现与父方或母方一致;有 25％的可能性生育携带两个变异的孩子,其临床表现与已生育的第一个患儿相同。

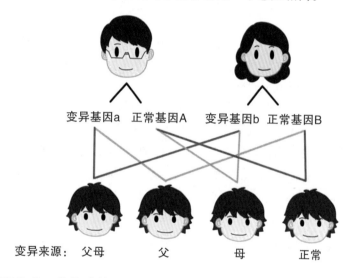

还需要注意一种特殊情况,若患儿检测到致病性变异但变异并非来源于父母时,这种情况并不能排除父母的生殖细胞有变异(即生殖细胞嵌合)。因此,当父母外周血中未检测到变异时,仍有可能再生育携带致病性变异的孩子。

20.已生育遗传性肾脏病患儿的父母,计划再生育时需要做些什么?

已生育遗传性肾脏病患儿的父母,计划再生育时需要做以下几点:
■ 明确患儿变异位点、判断变异位点致病性以及明确疾病的遗传方式。
■ 明确患儿父母双方是否携带变异位点。
■ 产前诊断:通过羊水穿刺术在孕妇怀孕的 18～26 周获得羊水或在怀孕

的 11~14 周获取胎盘绒毛,进行相关基因的检测,以判断胎儿是否携带遗传突变基因。此方法成熟且操作简单,已为多种遗传性肾脏病家系进行产前诊断,可避免遗传性肾脏病胎儿的生育,但此为有创性操作,操作过程可能有流产、感染等风险。

■ 植入前诊断:这也就是常说的"第三代试管婴儿",它是在第一代、第二代试管婴儿基础上,在体外受精的胚胎移植前,从胚胎的多个细胞中取出 1 个或 2 个细胞,进行染色体甚至某些基因的分析,诊断是否存在遗传学问题,然后筛选健康的胚胎移植,以防止遗传病传递给子代。第三代试管婴儿主要适用于存在遗传病的夫妻,这一方法存在的不足包括检测技术高难度、检测费用高成本、植入后不成功等。

21.肾脏病和"肾虚"是不是一回事?

很多肾脏病患儿的家长会带孩子前往中医科就诊,中医大夫的诊断往往会写上"肾虚"两字。肾脏病和"肾虚"是不是一回事呢? 其实西医的肾脏病与中医的"肾虚"是两个完全不同的概念。

西医认为肾脏的主要功能是生成尿液,排出代谢废物,维持水、电解质及酸碱平衡,参与钙、磷代谢以及内分泌合成等。肾脏病仅指肾脏这一具体的解剖器官的疾病和损伤,这种疾病可以是先天性的,也可以是后天性的。而中医认为肾为五脏之一,先天之本。肾主水液、主精、主闭藏、主生殖、主纳气,其完全不同于西医的肾脏器官,而是一个整体的功能性概念,涉及西医中内分泌、免疫、泌尿、生殖、呼吸、血液、神经、运动等多个系统的功能。"肾虚"是中医辨证产生的概念,而不是疾病的名称,很多系统的疾病通过中医辨证,都有可能归为"肾虚"。

因此,西医的肾脏病并不等同于中医的"肾虚"。如果得了肾脏病,不要乱吃补品、保健品,如果补充太多补品或保健品,可能会增加肾脏的负担,影响肾脏功能,加剧病情的进展。

22.肾脏病患儿可以吃中药吗?

中医中药是中华民族的瑰宝,是中国的传统医药,至今仍然能预防疾病,治病救人。

肾脏疾病因病因、发病机制及临床表现的差异,不同疾病有着不同的诊治方法。以西医的观点,有些肾脏疾病不需要治疗,也不需要用药,只需要长期观察即可,而有些肾脏疾病还需要外科干预。所以编者的建议是以西药为主,中药为辅。以儿童原发性肾病综合征为例,对于绝大多数患儿来说,中药的疗效是不够的,而西药虽然有一定的不良反应,但是对于病情的控制更有帮助。因此,部分患儿需要在有西医正规治疗的基础上,给予中医中药的辨证施治。

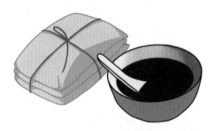

特别提醒:肾病患者吃中药治病一定要去正规的医疗机构,不要盲目乱用"偏方",勿要病急乱投医,以免延误治疗时机或出现严重的肝肾损伤等身体伤害。

23.为什么药物会引起肾损伤?

俗话说"是药三分毒",不管中药还是西药,都有一定的不良反应。肾脏是机体排出代谢产物、化学物质及各种药物的重要器官,也是药物损伤的主要靶器官。另外,肾脏之所以容易发生药物性损伤,与肾脏特殊的生理结构有关。

(1)肾脏血流丰富:肾脏血流量十分丰富,大量的药物及代谢产物可进入肾脏,肾内毛细血管网迂曲且总表面积很大,易发生免疫复合物沉积。

(2)肾小管的浓缩富集效应:在肾小管的分泌和重吸收作用下,身体的代谢产物被浓缩、富集,致使药物及其代谢产物浓度提高,增加了肾小管上皮细胞接触含有肾毒性的药物或其代谢产物的机会和程度。

(3)肾脏的耗氧量较大,对缺血、缺氧状态十分敏感。所以那些对血流动力有影响的药物更容易造成肾损伤。

(4)慢性肾疾病会增加药物性肾损伤的易感性,如肾病综合征的低白蛋白血症可增加游离型药物的浓度,又比如肾功能不全时药物清除发生障碍,使药物在人体内的半衰期延长,药物浓度增加。

是药三分毒,治病有时候又需要用药,因此,大家一定要前往正规医院就诊,通过正规渠道买药,由专职医生和药师严格把握好剂量和疗程,定期严格监控不良反应。

24.哪些药物容易引起肾脏损伤?

(1)抗生素类药物:有的家长遇到孩子感冒发热时会自行去药店买些抗生

素类药物给孩子服用,或要求医生给孩子使用抗生素类药物,或者自行延长药物使用时间、自行增加药物的剂量,这些都可能引起肾脏损伤。氨基糖苷类抗生素如庆大霉素、卡那霉素、新霉素、链霉素等肾毒性较大,是引发药物性肾损伤的常见药物,不应对孩子使用;青霉素类和头孢菌素类也可引起肾脏损伤;磺胺类药物可在肾小管析出结晶,阻塞肾小管,诱发肾脏损害;喹诺酮类药物(环丙沙星、氧氟沙星等)、抗真菌药物和抗病毒药物等均有可能引起肾损伤。因此,不要滥用抗生素类药物。

(2)解热镇痛药物:常见的阿司匹林、布洛芬、吲哚美辛、双氯芬酸钠和对乙酰氨基酚等所致的肾损伤通常为缺血性损伤,临床上多表现为急性肾损伤。因此,孩子发热时要严格按照医生的嘱托用退热药,体温在 38.5 ℃以下时,尽量不要用退热药。

(3)降压药物:常用的降压药物中,血管紧张素转换酶抑制剂(ACEI)如卡托普利、福辛普利、依那普利等,以及血管紧张素受体拮抗剂(ARB)如缬沙坦、氯沙坦等,都有可能引起肾损伤。这些药物可能引起急性过敏性肾炎,也可能因减少肾脏血流灌注而造成急性肾功能损伤。如果同时应用利尿剂、非甾体抗炎药,或患有心功能不全、脱水的患儿,使用这类药物更容易发生肾损伤。

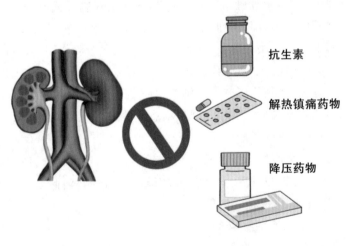

抗生素

解热镇痛药物

降压药物

25.肾脏病患儿为什么要监测血压?

肾脏病的孩子就诊时,医生往往会嘱咐家长严密监测孩子的血压情况。这是为什么呢?

首先,因为肾脏疾病本身可以对血压产生影响,造成患儿低血压或者高血压。例如,在疾病急性期的肾病综合征患儿,由于大量蛋白自肾脏随尿液漏出体外,发生严重低蛋白血症,从而导致血浆胶体渗透压下降,血管内液体自血管内移至组织间隙,使循环血容量减少,造成血压下降,甚至有些患儿会出现低血容量性休克的情况,这也是肾病综合征的一个较为严重的并发症。对于急性肾小球肾炎患儿,由于水钠潴留,导致循环血容量增多,从而导致血压升高,甚至有些患儿会出现高血压脑病。肾功能不全的患儿由于水钠潴留、肾素-血管紧张素系统的激活及肾小球血管的硬化,多方面的因素会导致高血压的出现,长时间及严重的高血压又会加重肾功能不全。

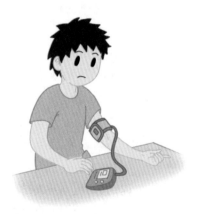

另外,肾脏病患儿应用的药物如糖皮质激素、ACEI类药物(卡托普利、贝那普利、依那普利等)、免疫抑制剂类等,均对血压有一定的影响。因此,用药期间也需要严密监测血压,及时调整药物剂量。

综上所述,肾脏病患儿患病及用药期间一定要严密监测血压,避免在不知情的情况下引起严重高血压或者低血压,甚至危及生命的严重并发症。

26.肾脏病患儿为什么要定期随访?

首先,定期随访可以根据病情及时调整治疗方案。肾脏疾病往往表现为慢性病程,因此,治疗也不可能是一方到底、一成不变,医生需要随时根据病情变化不断调整治疗方案。

其次,定期随访能及早发现复发迹象。肾脏疾病复发往往有一定诱因或者一些早期指标的改变,随访能够及时发现复发迹象,及早干预,防止复发。

再次,定期随访能监测肾功能,根据肾功能的变化及时干预,可预防或者延缓肾脏病进展为终末期肾病。

最后,定期随访可以得到专业医生的专业指导,给孩子提供最专业、最优质的诊疗服务。

27.肾脏病患儿到门诊复诊时应该做好哪些准备工作?

(1)家长要提前准备好孩子的病历资料:肾脏病往往病程比较长,很多家长无法很清楚地描述病史。所以家长应给医生孩子既往的病历资料,这样医生可以根据病历资料更清楚地了解孩子的病情及诊治经过。

(2)家长要提前做好预约:很多医院都提供网上预约通道,家长可以提前网上预约好复诊时间,根据预约情况做好时间安排,避免因为没有提前预约而长时间等待,影响复诊。

(3)根据上次复诊的要求做好空腹准备,留好尿液标本:就诊时,医生往往会安排好下次复诊时需要完善的化验项目。如果需要空腹,家长应提前为孩子准备好食物,采血后让孩子尽快进食,避免长时间空腹导致低血糖等情况发生。如果需要留取 24 小时尿液,家长要提前向医生咨询正确的留取方法,保证留取合格的尿液标本。如果有病情变化,不确定是否需要增加化验项目,则最好空腹来医院,完成化验后尽快进食。

(4)家长要提前准备好想要咨询的问题:很多家长在复诊时需要向医生咨询一些问题,可以提前编辑好,写到笔记本上,就诊时提供给医生,避免慌张时描述不清或遗忘。

(5)保证充足的休息:肾脏疾病的复发与劳累有一定关系。家长和孩子复诊时都要提前休息好,保持良好的心情,这样有利于疾病的恢复。

28.肾脏病患儿会出现哪些心理问题?

随着年龄的增长,孩子,特别是年长儿,对事物渐渐有了自己的理解和想法。当他们罹患肾脏疾病时,由于肾脏疾病的特点,一部分孩子可能会出现以下心理问题:

(1)恐惧心理:肾脏疾病往往表现为慢性病程,在整个病程中,难免有病情反复的情况。部分患儿面对自己反复难愈的病情、冗长的病程,有时会产生悲观心理。他们甚至认为自己得了不治之症,恐惧疾病复发,恐惧进入医院。

(2)悲观心理:有些患儿会对自己的未来失去信心,表现为对身边的事物都失去兴趣,整天闷闷不乐,有的甚至产生悲观、厌世的心理。

（3）厌学心理：由于疾病给学习带来的困难，有些患儿会因为学习成绩下降等因素而抵触上学，产生厌学情绪，失去学习的信心。

（4）自卑心理：由于疾病本身以及药物不良反应，有些患儿的外貌会产生明显的变化，如出现肥胖、多毛、痤疮、身材矮小等，会使患儿产生自卑心理。

（5）抵触心理：长时间生病、服药，有些患儿会对治疗产生抵触心理，出现不遵守医嘱、不配合治疗、拒绝服药的情况。

作为家长，首先要及时发现患儿的心理问题，平时多与孩子沟通交流，及时发现问题，及早干预。面对孩子恐惧和悲观的心理，家长首先应该保持积极乐观的心态，正向引导孩子，才能给孩子带来信心。面对孩子的厌学心理，家长应该积极帮助孩子补习功课，同时可以与老师多沟通，家长和老师共同努力，帮助孩子重拾学习的信心。面对孩子的自卑心理和抵触心理，家长要多疏导孩子，告诉孩子外貌的改变只是暂时的，随着疾病的好转及药物的减量，外貌也有机会恢复如初。

29.你知道"世界肾脏日"吗？

进入 21 世纪以来，慢性肾脏病已成为危害全世界人民健康的公敌之一。2006 年，鉴于全球慢性肾脏病发病率不断上升，而公众对该病的防治知识普遍缺乏，经国际肾病学会（ISN）与国际肾病基金联盟（IFKF）联合提议，决定从2006 年起将每年 3 月份的第二个星期四确定为"世界肾脏日"。其目的是促进医生、护士和政府决策者对早期慢性肾脏病的重视，强化个人和家庭对早期慢性肾脏病护理及治疗的认识，进而减少早期慢性肾脏病这个"沉默的杀手"对个人和社会的影响。

（孙书珍　李倩　周蔚然　朱艳姬　王晓媛　周爱华　王丹　栾春丽）

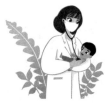 # 儿童泌尿系统疾病的症状

1.儿童泌尿系统疾病的常见症状——水肿

肾脏疾病所致的水肿常常表现为晨起时眼睑水肿,晨重暮轻,即早上起来双侧眼睑水肿明显,下午水肿缓解,并且水肿情况逐渐向下进展,累及双下肢,甚至全身。部分患儿,尤其是体型偏胖的孩子,水肿早期往往不明显,有的家长常误认为是孩子"胖了",其实只要家长细心观察,就可以区分变胖和水肿。

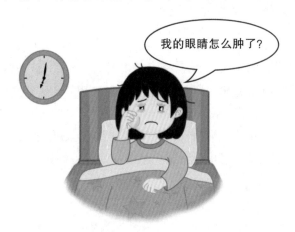

2.为什么肾出问题了会水肿?

肾脏疾病引起的水肿称为肾源性水肿,根据发病机理的不同,肾源性水肿又分为肾病性水肿和肾炎性水肿两种类型。

肾病性水肿是因为患儿体内大量丢失蛋白,血浆白蛋白下降,渗透压改变,水进入组织间隙里,会导致组织间水肿。这种类型的水肿可伴随体位变化,向体内下沉的部位沉积。患儿常常表现为站立时腿部水肿,平躺时臀部水肿,侧卧时一半的面部、肢体水肿。患儿晨起时眼睑水肿明显,下午双眼睑水肿缓解,

并且水肿情况逐渐向下进展，累及双下肢，甚至全身。这种水肿用手指按压后皮肤会出现凹陷。

肾炎性水肿则是因为患儿肾小球发生病变，尿液滤过减少，而肾小管重吸收功能正常，导致体内水蓄积，因此肾炎性水肿表现为组织疏松处水肿，患儿往往早起时出现眼睑水肿。

3. 孩子眼皮肿，一定是得了肾脏病吗？

眼皮肿是眼睑水肿的俗称，是眼皮内过多水分潴留的表现，在儿童中非常常见。孩子得了肾脏疾病，往往会出现眼皮肿，但并不是所有的眼皮肿都是由肾脏疾病引起，以下几种情况也可引起眼皮肿：

（1）结膜炎患儿会出现单侧或双侧眼皮水肿。

（2）过敏因素会引起眼皮肿，特别是春秋季，同时患儿可能会出现皮疹、哮喘表现。

（3）蚊虫叮咬也会导致眼皮肿，往往是单侧眼皮肿。

（4）熬夜、看电视、看手机等，造成睡眠时间少，早晨起床后就容易眼皮肿；睡眠姿势不良，如趴着睡也可能出现眼皮肿。

（5）患儿心功能不全，尤其是右心衰竭时，静脉回流障碍，可引起双侧眼皮肿。

（6）肝脏疾病患儿，由于肝脏合成白蛋白的功能下降，导致血浆白蛋白水平下降，血浆胶体渗透压降低，造成双侧眼皮水肿。

（7）其他原因（如 EB 病毒感染）也会引起眼皮肿。

4. 孩子水肿，一定是得了肾脏病吗？

孩子坐上一会儿，就感觉下肢肿胀，手指一压一个坑。早上醒来，突然发现眼皮、面部浮肿……这是怎么回事呢？其实，这些都是"水肿"的表现。当组织间隙体液过量，就会引起水肿。很多人以为，出现水肿就说明是肾脏出了问题。其实，除肾源性水肿外，导致水肿的原因还有很多，如下面这些：

（1）非疾病因素：饮食、久坐等非疾病因素可以引起暂时性的水肿，这些因素引起的水肿，程度一般不严重。

（2）心源性水肿：常见于右心衰竭、心包积液、缩窄性心包炎等疾病。心源性水肿首先发生于身体的下垂部位，从下肢逐渐蔓延至全身。

（3）肝源性水肿：肝源性水肿引起的下肢轻度水肿往往出现在腹水前，首先发生于足踝部,逐渐向上蔓延,一般不会累及头面部和上肢。除了水肿,肝硬化失代偿时还会出现腹水、胸腔积液、脾大、胃底食管静脉曲张、黄疸、肝功能异常等症状。

(4)甲状腺相关性水肿:这种水肿常在面部和双下肢出现,属于非凹陷性水肿,也称"黏液性水肿"。

(5)营养不良性水肿:常见于慢性消耗或肿瘤性疾病、长期营养摄入缺乏、蛋白丢失性胃肠病、重度烧伤等原因所致的低蛋白血症、维生素 B_1 缺乏等疾病。这种水肿常从足部开始,逐渐蔓延至全身。除水肿外,重度营养不良还可以伴有消瘦、体重减轻,甚至腹水等症状。

(6)药物性水肿:使用肾上腺皮质激素、胰岛素、钙离子拮抗剂等药物后也可以出现水肿,特点是用药后出现轻度水肿,停药后逐渐消退。

(7)特发性水肿:这是一类发病机制不太确切的水肿,这类水肿预后良好,保持良好心境,清淡饮食,适当饮食,注意休息,多数都可以缓解。

总而言之,可以导致水肿的原因有很多,水肿不一定都是肾脏病引起的。如果出现水肿,最重要的就是确定水肿原因,才能根据病因给予正确的治疗。

5.儿童泌尿系统疾病的常见症状——尿异常

我们常说"以尿观肾",尿异常一般意味着孩子的泌尿系统发生了疾患。在儿童泌尿系统疾病中,最常见的尿异常为血尿和泡沫尿。

血尿是尿颜色异常的一种表现,包括浅茶色尿、深茶色尿、洗肉水色尿、酱油色尿、葡萄酒色尿等,这些可被肉眼观察到的尿色发红统称为肉眼血尿。如果肉眼看不出颜色改变,但是通过显微镜能看到尿中有红细胞,则称之为镜下血尿。如果孩子突然出现以上情况,并且无其他不舒服的情况,请注意排除是否近期食入了一些色素含量高的水果(如红心火龙果等),若停止食用这些水果后尿颜色恢复正常,则不用就医。除此之外,都需要及时到医院就诊,进行尿常规检查,让医生结合孩子的情况,进一步明确原因。

泡沫尿是尿性状异常的另外一种表现。不过,导致尿中泡沫增多的原因很多,不一定都是肾脏问题。一些生理性情况,如排尿位置过高、短期摄入大量营养物质、尿液浓缩均可能出现泡沫尿,此时一般泡沫量不多,且易消散;病理性情况如尿道分泌物增多、尿糖增多、尿路感染、蛋白尿亦可表现为泡沫尿,此时尿泡沫较细密、量多,像啤酒沫一样,放置几十分钟都不会消散。家长若观察到孩子尿液出现病理性泡沫尿,并伴随水肿、血尿等其他不适,建议及时就诊,完善尿常规等检查,让医生帮助明确病情。

6.尿液浑浊是怎么回事?

正常尿液是无色、淡黄色或黄色清亮液体,尿液浑浊则可能提示一些异常情况。结晶尿说明尿液碱性程度较高、环境温度较低或受食物因素影响,导致尿液中含有大量的磷酸盐或尿酸盐结晶,小便变成米汤水样浑浊。此时,家长可以给孩子多喝水,如果尿浑浊情况无法缓解需要到医院进一步检查。

孩子若为尿路感染,则尿液中会存在大量白细胞、细菌、脓液等物质,可导致尿色浑浊,此时孩子可伴有发热、尿频、尿急、尿痛等情况。家长应及时带孩子到医院就诊,完善尿常规来进行确诊。

孩子的尿液若为乳糜尿,则说明可能为腹腔肿瘤、先天性淋巴管畸形或梗阻、丝虫病等导致。淋巴管回流障碍导致乳糜液混入尿中,使尿液呈乳白色,临床上较为少见。这种情况需要及时到医院就诊,让医生帮助明确病情。

7.孩子尿液颜色异常是不是一定代表生病了?

孩子的尿液有时候是黄的,但有时候又会变成白的、红的,是该立即去医院,还是等待孩子自己慢慢调节?家长们在遇到这种情况时,往往不知所措。其实孩子尿液颜色的变化是能够透露健康信息的,下面就一起来辨别一下吧:

(1)黄色尿:正常尿液颜色为淡黄色、无色或黄色。日常喝水较多时,尿液呈无色或淡黄色;日常喝水较少或出汗较多时,尿液呈深黄色。

(2)红色尿:新生儿摄入量不足时,尿液中可出现尿酸盐结晶,出现淡粉色尿,补充水分后淡粉色尿可消失。孩子吃了红色的火龙果、甜菜,紫红色的黑莓、桑葚等食物,或者服用利福平、非那吡啶、异烟肼等药物,都会让尿液变红,停止摄入相关药物或食物后,尿颜色即可恢复正常。如果孩子患有肾炎、结石、肿瘤等疾病,尿中红细胞显著增多,也会导致尿色变红。

(3)橙色尿:如果孩子进食胡萝卜等食物,或者口服非那吡啶、柳氮磺吡啶、维生素 B_{12} 等药物,能把尿液染成橘黄色。如果孩子眼白发黄,同时伴有橙色尿,可能是肝功能受损的信号,需要立即到医院进行尿常规检查。

(4)蓝色或绿色尿:芦笋和蓝莓中都含有神奇的花青素,花青素在碱性条件下可以是绿色或蓝色的,芦笋或蓝莓吃多了,花青素的染色效果就在尿中体现出来。另外,注射亚甲蓝针剂或使用利尿剂氨苯蝶啶、阿米替林、西咪替丁、亚甲蓝、靛卡红、木馏油、水杨酸后,也可能会出现蓝绿色尿液,服用吲哚美辛或使用丙泊酚也可能导致绿色尿。原发性高血钙、维生素 D 中毒、霍乱、斑疹伤寒的患儿也可出现蓝色尿液。

(5)深褐色或可乐色尿：食用大量蚕豆、大黄或芦荟可能导致尿液呈深褐色；使用抗疟疾药物氯喹和伯氨喹，抗生素甲硝唑和呋喃妥因，含番泻叶的治便秘药物，抗癫痫药物苯妥英钠，以及肌肉松弛剂美索巴莫后，尿液也可呈现棕色。某些肝脏、肾脏疾病和某些尿路感染可能导致尿液呈深褐色。极度剧烈的运动造成的肌肉损伤可能导致尿液呈茶色或可乐色。

如果孩子尿液颜色发生变化，又排除了食物或药物的影响，则可能是身体出现了问题，需及时到医院就诊，收集新鲜尿液进行尿常规检查，让医生帮助判断尿颜色异常的原因。

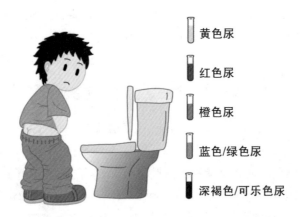

黄色尿

红色尿

橙色尿

蓝色/绿色尿

深褐色/可乐色尿

8.尿潜血阳性就是血尿吗？

血尿则是指各种原因导致的尿中红细胞增多。正常健康人的尿液中有极少数的红细胞，当尿液离心后，取尿沉渣在显微镜下检查，每高倍视野下红细胞数在0～2个属于正常；如果大于等于 3 个，就可以诊断为血尿。

尿潜血是尿常规检查中的一项，其原理是利用血红蛋白的氧化性与试纸的呈色反应来进行半定量分析。简单来说，如果尿中有血红蛋白，试纸就会发生化学反应，检测结果呈现尿潜血阳性。血红蛋白是红细胞的主要成分，但不等同于红细胞。另外，有些具有过氧化物酶活性的物质亦可导致尿潜血阳性。因此，尿潜血阳性提示尿液中可能有红细胞，但不是一定有红细胞。尿潜血与红细胞镜检结果往往不平行，仅作为筛查。

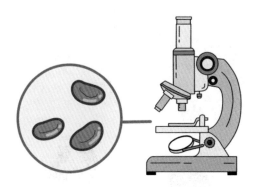

若尿潜血及镜检红细胞均呈阳性,即为真性血尿,可见于多种肾病、肾炎、泌尿系结石、肿瘤、结核、畸形等泌尿系疾病,以及出血性疾病、感染性疾病、药物中毒、重金属中毒等多种疾病。当尿液中存在还原性物质(如维生素 C 含量较高)时,可出现尿潜血假阴性。当孩子出现溶血性贫血、严重挤压伤等状况,或者尿液标本放置时间过长,尿液中存在游离血红蛋白、肌红蛋白、过氧化氢等物质时,可出现尿潜血假阳性。少部分健康人亦可出现尿潜血阳性。

当孩子出现尿潜血阳性时,应进一步进行尿红细胞数检测,以明确是否存在真性血尿。而对于疑似或确诊为肾脏疾病的患儿,尿潜血阴性并不代表患儿不存在血尿,应根据尿沉渣镜检红细胞数判断是否存在血尿。

9.如何早期发现镜下血尿?

无症状镜下血尿儿童常常没有临床表现,因此家长较难发现,通常是通过尿液试纸筛查或者体检尿常规分析时发现。所以建议家长最好每年至少一次带孩子到医院进行尿液检查。

10.孩子出现血尿,需要做哪些检查?

引起儿童血尿的疾病有很多,包括肾脏疾病、泌尿系统感染、结石、肿瘤和全身性疾病等。因此,如果家长发现孩子出现血尿,往往需要配合医生进行进一步的检查,明确血尿的原因,具体包括:

(1)尿液检查:如尿常规、尿红细胞形态分析、尿蛋白定量分析、尿细菌培养、尿钙/尿肌酐。

(2)血液检查

1)血常规、抗链球菌溶血素(ASO)滴度、补体、抗核抗体、抗 dsDNA 抗体、乙型肝炎相关抗原抗体等检查以鉴别肾小球疾病的性质。还有血清总蛋白、白蛋白、胆固醇等。

2）肾功能检测：如尿素氮、肌酐等，估算肾小球滤过率，若肾功能减退，还需进一步行血气分析和检测血电解质。

3）对怀疑存在全身性出血性疾病者，行相应的血液检查（如血小板计数、凝血功能检查等）。

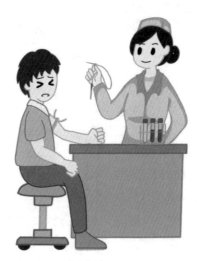

（3）影像学检查

1）泌尿系超声：对诊断肾肿瘤、囊肿、肾积水、结石、左肾静脉受压等有很大意义。

2）腹部平片：对诊断泌尿系统结石、肾钙化有帮助。

3）肾血管造影：明确是否存在肾静脉血栓或血管瘤等。

4）膀胱镜检查：可直接观察，判断出血部位。

（4）肾活检：对于明确肾小球血尿的病因、预后和指导治疗有重要意义。肾活检的指征包括肾小球性血尿伴蛋白尿者，伴有持续性低补体血症者，伴有高血压、氮质血症而原因不明者，疑似患系统性疾病时，家族有血尿、耳聋、肾功能不全病史者，反复肾小球性肉眼血尿。

（5）其他：如怀疑患遗传性肾脏疾病的孩子。

11.如何正确对待孩子出现血尿？

如果孩子在体检或其他情况下发现血尿，需要复查尿常规。如果持续性尿检异常，家长需要带孩子到医院，在医生的指导下进行相应检查。如前文所述，医生会根据孩子的情况进行尿液、血液、影像学等检查，寻找血尿的原因，再根据孩子的病史、查体及辅助检查结果做出初步的判断,给予相应的治疗和指导。

然而,有些患儿持续存在单纯镜下血尿,经过详细评价仍不能明确病因。如果医生认为这种情况暂时不需要治疗,家长不要因为孩子镜下血尿而高度紧张,多处求医,浪费大量时间、精力和医疗资源。此时,家长应该听从医生的建议,定期随访,注意观察孩子的一些症状和体征,比如有无眼睑水肿,尿中是否有泡沫经久不消,是否出现肉眼血尿、高血压等,定期监测尿常规和肾功能,如果出现病情变化应及早就医。

12.什么是蛋白尿?

正常孩子血浆中较大分子量的蛋白不能通过肾小球滤过膜,只有少量小分子蛋白经肾小球滤过膜进入肾小管,绝大多数又在近曲小管被重吸收,终末尿中的蛋白含量很少。正常尿常规结果中也有微量蛋白,但在正常范围之内,尿常规的蛋白质定性检查呈阴性反应。当尿中蛋白质含量超过正常范围时,称为蛋白尿。婴儿或儿童 24 小时尿蛋白定量大于 150 毫克,或尿常规尿蛋白定性检测为阳性,就称为蛋白尿。

13.尿中出现泡沫就是蛋白尿吗?

健康人的正常新鲜尿液为透明、浅黄色的液体,尿液表面张力很低,形成气泡较少。当尿液中成分发生改变时,尿液表面张力增高,气泡就会增多。尿中泡沫增多包括生理性因素和病理性因素。

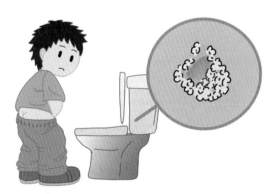

(1)生理性因素见于以下几种情况:

1)排尿过急:排尿过急时,尿液强力冲击液面,空气和尿液混合在一起,容易形成泡沫,但较易消散。

2）尿液浓缩：在出汗过多、饮水过少、腹泻等情况下，人体因水分不足引起尿液的浓缩，造成尿液中蛋白质及其他溶质浓度过高，使尿液泡沫增多。

3）尿道分泌物增多：经常兴奋者，由于尿道球腺分泌的黏液增多，尿液表面张力减小，也会出现尿液气泡增多。

4）尿道中存在精液成分：如果男孩尿道中存在精液成分，也可以引起泡沫尿。

5）其他原因：便池中的去垢剂或消毒剂也是使尿液形成泡沫的原因之一。

（2）病理性因素见于以下几种情况：

1）蛋白尿：尿液中蛋白含量异常升高是引起泡沫尿最常见的原因之一，也是各种疾病的重要临床表现，在肾脏疾病中尤为重要。

2）尿路感染：尿道的炎症分泌物增多，增加尿液的表面张力，使尿液的成分发生改变而产生气泡；有些产气菌感染泌尿道，使尿液产生泡沫。

3）糖尿病：尿糖或尿酮体含量升高，尿液的酸碱度发生改变，尿液表面张力增强，因而产生泡沫。

因此，尿中出现泡沫不一定就是蛋白尿，也不一定都是肾脏出现了问题。家长平时应多注意观察，既不要过度担心焦虑，也不能认为尿中出现泡沫无关紧要，应及时带孩子到医院就诊，以免耽误病情。

14.蛋白尿有哪些危害？

蛋白尿是肾脏病的常见表现之一，全身性疾病亦可出现蛋白尿。蛋白尿对身体的危害主要包括以下几个方面：

（1）导致低蛋白血症：如果孩子长时间出现蛋白尿，就会导致体内蛋白大量流失，从而出现低蛋白血症。如果疾病持续的时间比较长，孩子会出现营养不良的情况，影响身体的生长发育。

（2）免疫力低下：尿蛋白中含有免疫球蛋白，尿蛋白从尿中丢失，身体中的免疫球蛋白也随之减少，所以会导致免疫力低下，非常容易出现感染。

（3）肾功能损伤：这是蛋白尿最主要的危害。尿蛋白可刺激系膜细胞，引起细胞增生及基质增多，加重肾脏硬化。大量尿蛋白在肾小管重吸收过程中可引起肾小管损害，导致肾小管萎缩，肾间质纤维化。长期出现蛋白尿会导致肾功能出现损伤，严重影响身体健康，甚至会致人死亡。

15.为什么孩子会出现蛋白尿?

导致蛋白尿的原因很多,不同原因导致的蛋白尿,发生机制不同,总体可分为生理性蛋白尿和病理性蛋白尿。

(1)生理性蛋白尿:一般为良性,包括由发热、运动、压力、脱水、心力衰竭等造成的功能性蛋白尿,只有短时间出现的暂时性蛋白尿,以及和体位有关的直立性蛋白尿。孩子出现这些情况时,家长们不要焦虑,可定期带孩子检测尿常规。

(2)病理性蛋白尿:病理性蛋白尿按发病机制分为以下五类情况:

1)肾小球性蛋白尿:这是最常见的一种蛋白尿。由于肾小球的滤过膜的改变,使血浆白蛋白滤出增加,或大分子蛋白质也漏出,超出了肾小管重吸收能力而产生蛋白尿,常见于原发性肾小球疾病、继发性肾小球疾病以及遗传性肾小球疾病。

2)肾小管性蛋白尿:由于肾小管的功能损害,使其对正常滤过的小分子蛋白的重吸收能力下降,从而导致这些蛋白随尿液排出体外,常见于急性缺血性肾病、肾小管酸中毒、范可尼(Fanconi)综合征等。

3)溢出性蛋白尿:由于血浆中某些蛋白质成分异常增多,导致经由肾小球滤过的蛋白质远超于肾小管的重吸收能力而产生的蛋白尿,常见于多发性骨髓瘤。

4)分泌性蛋白尿:尿中蛋白质是由肾脏组织本身分泌生成的,如塔姆-霍斯福尔(Tamm-Horsfall)蛋白。

5)组织性蛋白尿:其指肾脏或其他组织结构成分从尿中丢失引起的蛋白尿,常见于中毒、缺血、炎症或肿瘤等情况。

16.如何早期发现蛋白尿?

第一,注意观察小便是否有增多的泡沫。这种泡沫的特征往往是尿液表面漂浮着一层细小的泡沫,长时间不消失。

第二,每年定期检查尿常规是非常廉价又方便的办法。蛋白尿不多时,一般没有任何症状,绝大多数患儿是在进行尿常规检查时偶然发现蛋白尿的。正常情况下,尿蛋白质定性检查呈阴性反应。尿液中尿蛋白增多时,尿常规检查往往发现尿蛋白呈阳性。

第三,高危人群定期筛查尿蛋白。慢性肾脏病的诱发疾病很多,这些疾病包括糖尿病、高血压、自身免疫性疾病、心血管疾病等,有肾脏病家族史的患儿也是慢性肾脏病高危人群。高危人群应定期进行尿蛋白检测,特别是患有过敏性紫癜、系统性红斑狼疮的儿童,需要定期进行尿微量白蛋白监测。

17.孩子出现蛋白尿,需要做哪些检查?

孩子如果出现蛋白尿,应该进行以下详细检查:

(1)体格检查:了解有无肾区叩痛、异常包块等,明确全身是否存在其他异常体征表现。

(2)尿液检查:包括尿常规及尿微量白蛋白、24小时尿蛋白定量、随机尿的尿蛋白/尿肌酐、尿微量蛋白系列、尿蛋白电泳、尿液细菌学检查,了解尿蛋白的种类、程度以及有无感染。对于晨尿阴性而活动后尿蛋白阳性的孩子,建议完成直立试验或脊柱前突试验,明确是否存在体位性蛋白尿的可能。

(3)血液检查:包括血常规、肝功肾功、血生化、病原学检查、补体、抗核抗体谱、抗中性粒细胞胞质抗体(ANCA)、抗肾小球基底膜抗体(GBM)等项目,有助于诊断是否存在感染、自身免疫性疾病等可能。

(4)影像学检查:包括超声、X线、CT、MRI等影像学检查,有助于了解肾脏及其他部位有无病变,并了解病变范围、严重程度。

(5)病理检查:必要时可做肾脏活检,诊断肾病变类型及评估病变严重程度。

(6)其他:包括眼科检查、听力筛查、基因检查等。

18.如何在家给孩子监测尿蛋白?

若孩子患有肾脏疾病或肾脏相关性疾病,则出院后在家监测尿蛋白是非常重要的。家长可以使用药店售卖的尿蛋白试纸在家为孩子监测尿蛋白。使用试纸

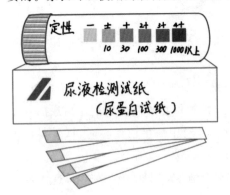

时,用试纸蘸取孩子晨起的中段尿液,将试纸显示的颜色与比色卡进行比对,即可得出尿蛋白的定性评价,从(一)到(4+),家长可帮助孩子做好记录。这种在家监测尿蛋白的方法简单易操作,省时省力,准确性高,年长的孩子自己就可以完成。但由于试纸存在一定误差,且仅能监测尿蛋白,不易发现其他

尿液问题,所以还是要定期到医院检查尿常规,不能仅仅依赖尿蛋白试纸。

19.儿童泌尿系统疾病的常见症状——尿路感染症状

年长儿尿路感染时主要表现为尿路刺激症状,即尿频、尿急、尿痛,与成年人相似。而小年龄组儿童,尤其是婴幼儿尿路感染时,多表现为发热、精神差、呕吐、腹泻、排尿时异常哭闹等,无明显尿路刺激症状。儿童泌尿系统本身的解剖生理特点,再加上部分孩子可能存在先天性泌尿系统畸形,所以造成尿路感染在儿童中并不少见。家长应注意孩子平素的外阴清洁,及时为孩子更换内裤。另外,当患儿出现不明原因的急性发热时,应注意行尿常规检查,必要时到小儿泌尿外科就诊。

20.尿路感染患儿有哪些常见表现?

孩子年龄不同,尿路感染的表现也存在差异,年龄越小,症状越不典型。

(1)新生儿期(生后28天内):多以全身症状为主,如发热或体温不升;吃奶差,甚至拒奶;面色苍白,萎靡或不安;呕吐、腹泻、腹胀等,还可能引起生长发育迟滞、体重增长缓慢,甚至惊厥、嗜睡及黄疸等。如因尿道梗阻引起,可在腹部触到胀大的膀胱、肾盂积水的肿块或输尿管积水的肿块。

(2)婴幼儿期(3岁内):仍以全身症状为主,如发热、反复腹泻等。如尿频、尿急、尿痛等尿路症状及耻骨上、腹部或腰部疼痛这些表现可随着年龄增长而变得逐渐明显。这个时期症状也不典型,所以需要高度警惕。若孩子排尿时出现哭闹、顽固的尿布疹、尿味难闻、腹痛、血尿等情况,要考虑是否存在尿路感染。

(3)儿童期(3岁至青春期前):这个年龄段孩子的尿路感染症状相对典型。如果是下尿路感染,一般表现为尿急、尿频、尿痛等尿路刺激症状,有时还会有终末血尿及遗尿,有的孩子会说腹痛或小肚子痛(耻骨上疼痛)。若上尿路感染,则孩子全身症状多较明显,表现为发热、寒战、腰痛、呕吐及腹泻,也可同时伴有尿路刺激症状,部分患儿还会出现血尿,但一般不影响肾功能。

21.儿童泌尿系统疾病的常见症状——排尿异常

尿量和排尿次数异常、排尿困难、尿失禁、夜遗尿均属于排尿异常范畴。

(1)尿量和排尿次数异常包括少尿、多尿、尿频。

(2)排尿困难指孩子排尿费力、尿流变细、不能成线而滴出、射程缩短、排尿时间延长。如果尿液不能排出而潴留在膀胱中,称为尿潴留。

（3）尿失禁指孩子出现不能控制的尿滴沥，真正尿失禁很少见，更多为假性尿失禁。出生后至数月，孩子排尿属于反射性，5～6个月后条件反射逐渐形成，在家长的正确引导下，孩子于1～1.5岁即可养成主动控制排尿的能力。因此，家长不能偷懒，过分依赖尿不湿而忽略了对孩子主动控制排尿的训练。

（4）夜遗尿也就是俗话说的"尿床"，在儿童中较为常见。在孩子年龄较小时，多数情况下属于正常现象。而如果孩子年龄大于5岁，仍不间断发生夜间遗尿，且每周尿床2次或以上，持续时间达3个月以上，就需要引起家长重视，及早予以干预治疗，避免对孩子身心健康造成影响。

22.哪些原因可以引起孩子排尿异常？

（1）少尿和无尿可见于各种原因引起的急性肾衰竭；多尿一般提示摄入液体过多，或肾脏保留水的能力受到损害。当孩子表现为尿频时，如果伴随尿急、尿痛，要警惕尿路感染及尿路结石。小男孩如包皮过长，引起尿道口炎，也会导致尿频。需要注意的是，有时单纯尿频也可见于情绪紧张的孩子，当转移注意力时，尿频症状好转，则要多关注孩子的心理，必要时进行心理咨询。

（2）排尿困难常提示下尿路有排尿梗阻，如膀胱尿道结石、尿道损伤、尿道狭窄、肿物压迫等，当尿液不能排出，则出现尿潴留。

（3）尿失禁更多为假性尿失禁，当孩子过小，还不能自主控制排尿时，会因尿潴留导致膀胱过度充盈而尿液流出，也要注意与某些尿路畸形的区别。膀胱功能异常也可以引起尿失禁。

（4）夜遗尿症按发生原因不同，可分为原发性夜遗尿症和继发性夜遗尿症，后者常继发于肾脏疾病、神经系统疾病以及内分泌性疾病等。

23.孩子排尿时持续哭闹该怎么办？

如果孩子排尿时持续哭闹，可能是由于尿路感染或泌尿系结石等相关疾病所致。孩子排尿时出现尿道口疼痛或不适，由于不会表达，而表现为哭闹反应。家长要注意在孩子排尿哭闹时查看尿道口是否发红、孩子排尿是否顺利、有无排尿困难等表现，以及孩子尿液是否有异味、脓尿或血尿，发现异常后及时入医院就诊，留取尿常规，必要时完善泌尿系超声等相关检查，明确诊断，及时治疗，避免造成病情延误。

24.儿童泌尿系统疾病的常见症状——高血压

血压值由两部分组成,即收缩压和舒张压,测量时,数值高的为收缩压,低的为舒张压。一般来说,学龄前期儿童血压超过 120/80 毫米汞柱,学龄期儿童超过 130/90 毫米汞柱即为高血压。

高血压和肾脏病两者息息相关,相互影响,并可互为因果。肾脏是调节血压的重要器官,也是高血压最常损害的靶器官。长期高血压可以导致肾脏损害,尤其在成人中,高血压引起的肾损害甚至肾衰竭都非常常见。

慢性肾脏病患儿一方面由于水肿、水钠潴留,另一方面由于肾素-血管紧张素-醛固酮系统激活,也经常出现高血压表现。高血压可以导致肾动脉硬化、肾小球缺血坏死、肾小管间质损伤,出现蛋白尿、肾浓缩功能障碍(表现为夜尿多)、肾功能损害等,发展到最后会引起肾小球硬化、肾间质纤维化等,最终导致肾功能不全直至尿毒症。因此,高血压是肾脏疾病预后不良的危险因素之一。

高血压和肾脏病之间可以互相加重,形成恶性循环。对于肾脏病儿童,需密切监测血压,限制盐的摄入,控制体重,适当地参加体育锻炼,控制血压在正常范围。需要提醒大家注意的是,限制盐的摄入并非完全不吃盐。如果已经发生高血压,则要遵照医生医嘱口服降压药物,合理、平稳降压,密切监测血压,以改善预后,同时注意有无高血压引起的其他并发症,如心、脑、眼底病变等。定期监测血压、积极治疗,将血压控制在理想范围内,避免血压大幅度波动,也是保护肾功能、改善肾脏病患儿预后的有效方式之一。

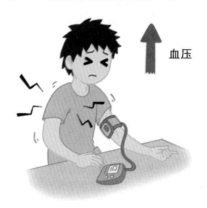

血压

25.疲乏、易劳累是肾脏病的表现吗?

俗话说,肾脏有病不吭声。无明显诱因的困倦、疲乏、易劳累可能是早期肾病症状之一。家长往往以为,只要好好休息,症状就可得到缓解。因此,这些症状容易被忽视。那为什么肾脏病的孩子会出现疲乏的症状呢?

肾脏疾病的患儿,蛋白质从肾脏漏出,流入尿液中,使血液丢失大量白蛋白,造成患儿全身疲乏、易劳累。而且,患儿肾功能不好时,很多身体的代谢产物难以随尿液排泄出去,会出现精神不振、疲劳、乏力等感觉。患儿家长会以为是过于劳累,或是其他原因而忽视肾脏问题。

肾衰竭患儿后期行血液透析治疗时,最常出现的临床表现就是疲乏,发生率超过70%,不但严重影响血液透析患者的生活质量,也可能诱发心血管事件。

为缓解疲乏症状,提高患儿的生活质量,可采取的措施有:①按摩穴位以缓解疲惫。②适量补充优质蛋白,以改善贫血状态,烹饪肉食时,尽量采用清炖、蒸煮的方式。③补充维生素C:维生素C可以促进铁吸收,还能够还原被氧化的铁,对于营养性贫血的预防、治疗有一定疗效。④适量运动,改善心态。

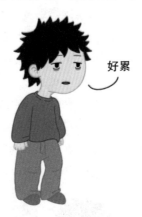

好累

26.慢性肾脏病患儿有哪些常见表现?

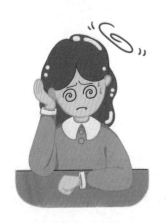

慢性肾脏病是指一种不可逆的肾脏损害和(或)肾功能下降状态。患儿常见的临床表现包括血尿、蛋白尿、水肿、血肌酐升高、高血压等肾脏疾病症状,以及其他系统性疾病(如过敏性紫癜、系统性红斑狼疮等)相应的症状,如皮疹、腹痛、关节痛、脱发、口腔溃疡等。另外,还包括肾功能下降所致的并发症,如水钠潴留、高钾血症、代谢性酸中毒、贫血、高血压、营养不良等。

27.慢性肾脏病患儿为什么会出现皮肤瘙痒？

慢性肾脏病患儿的肾脏不能把体内的毒素排泄出去，引起皮肤瘙痒。这类患儿应注意平时对皮肤的护理，勤洗热水澡，应用外敷药物缓解症状。

因肾脏病引起钙磷代谢紊乱的患儿，尤其是在高磷情况下，容易出现皮肤瘙痒。首先要注意低磷饮食，可以给予磷酸盐结合剂，也可以给予葡萄糖酸钙、碳酸钙或者醋酸钙。

皮肤瘙痒是晚期慢性肾脏病和终末期肾病（ESRD）患者的常见症状，瘙痒程度与年龄、性别、所患肾脏病类型无明显关系。大多数患儿表现为大面积对称性、间歇性瘙痒。皮肤瘙痒可以累及全身皮肤，主要集中在背部、面部、手臂皮肤，许多患儿由于瘙痒难耐，导致皮肤出现大量抓痕。其发作频率可以从偶发到日夜持续不间断。症状较轻者可间歇发作，每次持续若干分钟，而症状较重者发作持续时间较长，夜间症状往往最为明显。

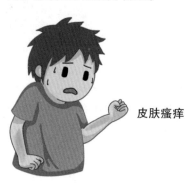

皮肤瘙痒

28.贫血和肾脏病有关系吗？

临床中，经常会遇到很多家长有这样的疑惑：孩子贫血为什么还要检查肾脏？贫血和肾脏病有什么关系？

其实，肾脏有参与造血的功能。有一种糖蛋白叫作促红细胞生成素，主要产生于肾脏。当缺氧时，由肾脏分泌促红细胞生成素，它可以使骨髓中干细胞转化为原始红细胞，从而合成血红蛋白。当肾衰竭时，促红细胞生成素产生减少，同时可能发生轻度溶血、出血、红细胞存活时间缩短、铁摄入不足、叶酸摄入不足等情况，导致红细胞生成受到抑制，造成贫血。

因此，对于贫血患儿，还要筛查是否存在慢性肾衰竭，以免漏诊。同时，当孩子是一名肾脏疾病患儿时，还要重视贫血指标的检查，这不仅有助于进行相关疾病的鉴别,有时也可提示慢性肾炎的急性发作,要予以重视,并进行进一步明确。

29.孩子尿床是正常现象吗?

尿床是遗尿症的俗称,也称为夜遗尿。夜遗尿是指年龄大于等于 5 岁的儿童,平均每周出现至少两次夜间不自主排尿的现象,并且持续 3 个月以上。目前,临床上常见的就是原发性夜间遗尿,指的是还没有找到明确病因的夜遗尿现象。

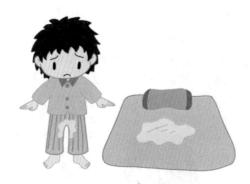

对于 5 岁以下的儿童,排尿中枢还没有完全发育成熟,不能完全控制排尿,如果偶尔出现尿床现象是正常的,一般不需要做特殊处理,随着年龄的增长,神经系统逐渐发育成熟,尿床的症状可能逐渐消失。

对于 5 岁及以上的孩子,如果 1 周夜间出现了 2 次及以上的不自主排尿情况,持续时间超过 3 个月,就是不正常的现象,有可能是遗传因素、睡眠觉醒障碍、发育延迟、心理因素、器质性疾病等因素导致的,若有这种情况,家长需要带着孩子及时就医并进行干预治疗。

另外,如果孩子原来不尿床或者是有超过 6 个月不尿床的孩子再次出现尿床现象,也是不正常的,家长也需要带孩子及时到医院就诊,查找病因,并针对病因进行相应的治疗。

(孙书珍　刘小梅　王京　李倩　李园园　谭永超　周蔚然　王延栋)

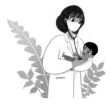

儿童泌尿系统疾病的辅助检查

1.泌尿系统疾病常用的辅助检查有哪些?

泌尿系统疾病常用的辅助检查有尿液检查、血液检查和影像学检查等。

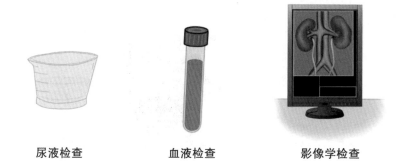

尿液检查　　　　　　血液检查　　　　　　影像学检查

尿液检查是指化验小便,检查小便的各项指标有无异常,包括尿常规、尿微量白蛋白、尿沉渣镜检、尿微量蛋白系列、尿培养等。其中,尿常规是最常用且经济实惠的一项检查,留取标本方便,且很多泌尿系统疾病早期即有尿常规的改变,因此建议儿童定期查尿常规。

血液检查是指抽血化验血液的各项指标有无异常,包括血常规、肝功能、肾功能、电解质等。泌尿系统疾病常常会累及多个系统,而且有时医生需要根据血液相关检查明确病因,所以泌尿系统疾病并不是单纯只检查肾功能,医生会根据具体情况开具检查,评估病情。

影像学检查包括泌尿系统超声、尿路平片(KUB)、静脉尿路造影(IVU)、排泄性膀胱尿路造影(VCUG)、泌尿系统 CT 检查、CT 尿路造影(CTU)、肾动态显像、肾静态显像、肾图、泌尿系统 MRI、磁共振尿路造影(MRU)等。其中,泌尿系超声是儿科肾脏医生最常用的一项检查,它不仅方便且无辐射,可排查泌尿系统结构异常(如肾囊肿、肾脏增大或缩小、输尿管扩张等)、结石及尿路感染等征象,对于遗尿症患儿,泌尿系统超声还可检测残余尿量。尿路平片主要用于明确有无泌尿系统结石,如肾结石、输尿管结石及膀胱结石等。静脉尿路造影是用于检查孩子是否患有先天性泌尿系畸形、先天性巨输尿管、肾输尿管重复畸形等,检查时需要从血管内注入造影剂,所以对造影剂过敏的儿童不能做这一项检查。排泄性膀胱尿路造影可用于观察膀胱和尿道的病变,是诊断膀胱输尿管反流的"金标准"。泌尿系统 CT 检查可清楚地显示泌尿系统的结构。CT 尿路造影可清楚地显示各种原因引起的输尿管狭窄、膀胱结石、肿瘤等疾病。肾动态显像可了解肾功能情况及肾功能受损的程度。肾静态显像主要用于了解双肾大小、形态、位置,诊断肾畸形和萎缩,并可以进行分肾功能测定等。肾图可以反映双肾血流灌注情况、肾脏功能及上尿路是否畅通。泌尿系统 MRI、核磁共振尿路造影可清楚地显示泌尿系统结构,且无辐射。

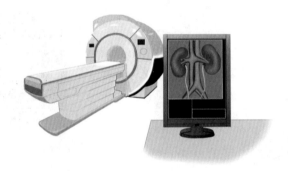

2.你会看尿常规化验单吗?

尿常规化验单可以直接、迅速地反映泌尿系统、肾脏代谢等情况。一般分为以下几项:

(1)尿液外观:包括尿液颜色和透明度。正常新鲜尿液多透明呈淡黄色,尿液颜色改变和颜色深浅受食物、药物和尿量影响较大。

(2)尿比重:受尿液中水分、盐类、有机物含量、蛋白、尿糖以及细胞成分的影响,正常情况下,在 $1.005\sim1.030$ 波动。

(3)酸碱度:正常尿液酸碱度约为 6.5,呈弱酸性,有时可呈中性或弱碱性。疾病、用药、饮食及尿液放置过久可影响尿液酸碱度。

(4)蛋白质:正常健康儿童尿中可排泄微量蛋白,常规定性检测为阴性。若出现阳性,提示可能有蛋白尿,可能是生理性或一过性的,也可能提示肾脏病变。如果是持续性的蛋白尿,建议进一步做 24 小时尿蛋白定量或尿蛋白/尿肌酐检查。

(5)潜血(隐血):尿潜血与红细胞镜检结果往往不平行,仅作为筛查。尿潜血阳性不等于血尿,还可能是血红蛋白尿、肌红蛋白尿或尿中含有过氧化酶等物质。

(6)细胞:正常尿中含少量红细胞、白细胞、上皮细胞。尿沉渣镜检红细胞大于 3/HP 提示血尿,白细胞大于 5/HP 提示白细胞尿。

(7)管型:正常尿液中没有管型,或偶见少数透明管型。

(8)尿糖定性:正常尿液尿糖定性试验为阴性。

(9)亚硝酸盐:正常尿液为阴性,若为阳性,同时尿白细胞增高,提示尿路感染。

(10)尿胆红素:正常人尿中检不出胆红素,若尿中胆红素明显增高,提示可能存在肝胆疾病。

(11)尿胆原:生理状态下尿中可排出少量尿胆原,试纸法检查结果可呈弱阳性,尿胆原增多常见于溶血性贫血及肝胆疾病。

(12)尿酮体:正常尿液为阴性,若出现阳性,应注意排除呕吐、腹泻或者糖尿病引起的酮症酸中毒。

3.如何正确留尿常规标本?

尿液标本的正确收集、留取、保存对保证检验结果的可靠性十分重要。

一般来说,留尿可分为留随机尿或留晨尿。前者是指留取任何时间的尿液,标本不受条件限制,容易获得,但受饮水饮食、运动和用药等多种因素的影响。留随机尿简单快捷,适用于门诊、急诊患者的筛选检查,多采用自然排尿法,留取尿液不少于 10 毫升。晨尿是指清晨起床后第一次尿液。因晨尿较为浓缩和酸性更高,尿中有形成分如血细胞、上皮细胞及管型等比白天的尿液多,能较充分地反映肾脏病变情况,也可避免饮食干扰,保证化学成分测定的准确性。因此,晨尿相比于随机尿,可以提高检测的阳性率,是最理想的常规检验用标本,最适用于肾脏病患儿尿液的一般检查。

留取尿样本时,应注意以下几点:

(1)留取的尿液标本应在 1 小时内送至实验室检验,以免因比重及酸度的影响,使细胞成分溶解破坏或皱缩变形。

(2)采集尿标本容器应清洁、干燥。女孩需清洁外阴;男孩包茎者,应将包皮翻开洗净。尿液可分为前段、中段、后段。因前段和后段容易被污染,一般都留取中段尿。对于不能配合的婴幼儿,应先清洗外阴,后使用塑料采集袋黏附于尿道外口收集尿样,但要密切观察,勿使尿液外溢或使粪便混入。

(3)收集尿液时,尽量在使用抗生素前收集尿液标本。

(4)月经期一般不留取尿液,以免月经血造成血尿的假象。

4.什么是 24 小时尿蛋白定量?

24 小时尿蛋白定量亦称"24 小时尿蛋白排泄率",是通过收集 24 小时的全部尿液,来测定其中蛋白质的含量,进而计算出 24 小时肾排出的蛋白总量,是最准确的测定尿蛋白的方法,也是肾病患者不可缺少的检查之一。正常尿液中的蛋白质含量极微,正常水平为每 24 小时 150 毫克以下。当每 24 小时尿蛋白含量大于 150 毫克时,即称为蛋白尿。肾脏疾病和某些生理情况(如剧烈运动等)可导致尿蛋白含量显著增加。

5.如何正确收集 24 小时尿蛋白定量标本?

留取 24 小时尿液标本的做法如下:

(1)早 7 点时将尿液排出,但不用收集。

(2)将 7 点以后的尿液全部收集于一个大的容器内(如干净的痰盂、广口瓶、脸盆等),至第二天早 7 点,将最后一次尿液排入容器中。天气炎热时,第一次留尿后尿液中要加入防腐剂,防止细菌侵入繁殖,以免影响化验结果。

(3)用带刻度的量桶测量 24 小时总尿量并记录于化验单上。

(4)将全部标本混合均匀,再从中取出 10 毫升左右的尿液标本,放入洁净干燥的容器内及时送检。

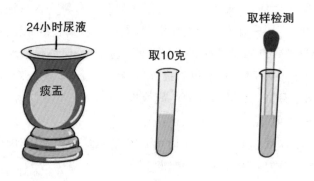

6.什么是尿培养?

尿培养是指对正常尿液里的细菌进行培养。正常尿液应是无菌液体,但人体的泌尿生殖道外表有各种细菌存在,所以在做尿培养前,最好在医生指导下清洗和消毒外尿道,排除外界细菌干扰,准确地检测尿液是否存在细菌,是致病菌还是条件致病菌。致病菌包括革兰氏阳性球菌和革兰氏阴性球菌,还有大肠杆菌等一系列的细菌;而条件致病菌主要是指真菌,因为真菌在人体内可以大量存在。但是,当机体抵抗力降低或者真菌生长环境发生改变的,也可以引起感染,多见于最常见的条件致病菌。

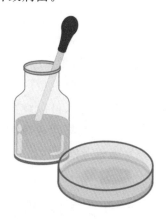

7.如何正确收集尿培养标本?

根据患儿年龄不同,采集尿液标本的方式也不同:2岁以上接受过排尿训练的儿童,主要采用清洁中段尿法;2岁以内的婴幼儿,多采用集尿袋法、膀胱导尿法、耻骨上膀胱穿刺法等。其中,集尿袋法临床应用较广泛,但尿培养污染率可达30%～70%。因此,单纯依靠集尿袋培养诊断尿路感染并不可靠。膀胱导尿法可作为耻骨上膀胱穿刺的替代,与集尿袋法相比,其准确率较高,尤其在留置导尿时可作为优选;耻骨上膀胱穿刺是获取无污染尿液最敏感的方式,但该操作有创伤,临床应用相对受限。留取清洁中段尿的注意事项如下:

(1)最好留取晨尿,并使用医院准备的无菌有盖容器,避免容器污染。

(2)女性患儿应以肥皂水清洗外阴部,再用水洗净,将手消毒后再将尿道口消毒,然后留取约10毫升中段尿于容器内,立即加盖,尽快送检,勿超过1小时,否则需要用冰箱(温度为4 ℃)暂时保存,若疑为淋病奈瑟菌感染,应立即送检,不能放冰箱保存。男性应翻转包皮清洗,同样先用肥皂水,后用清水消毒尿道口,再留取尿样。

（4）最好在用药前就进行尿培养,若已用药物,应停药 1～2 天后再进行细菌培养。

（5）注意不要在尿中混入防腐剂或消毒剂。

8.尿微量白蛋白和尿蛋白是什么关系?

尿蛋白就是指尿液当中所有的蛋白质成分,包括所有的大分子、中分子、小分子蛋白,而尿微量白蛋白专指检测尿液中的白蛋白。白蛋白是尿蛋白的主要成分,占 40%～50%。

正常情况下,尿液当中很少能够检测到白蛋白,每升尿液中白蛋白不超过20 毫克,因此又被称为"尿微量白蛋白检查"。但是,当肾脏出现损伤时,白蛋白可能漏到尿液当中而被检测到。因此,尿微量白蛋白检查可反映早期肾病、肾损伤情况。尿微量白蛋白升高是肾脏损害发生的早期信号和预兆,此时,肾脏损害处在尚可逆转的时期,如能及时治疗,可以终止或逆转肾脏损害的发展进程。尿微量白蛋白检查结果也可作为全身性或局部炎症免疫反应的肾功能指标。服用对肾功能有影响的药物者也可检测尿微量白蛋白,便于早期观察肾功能情况,及早采取干预措施。

9.尿蛋白、尿蛋白肌酐比、24 小时尿蛋白定量有哪些区别?

患者常规筛查可以选择尿常规中的尿蛋白。如果尿蛋白出现阳性,则选择做 24 小时尿蛋白定量检查。但是,由于 24 小时尿蛋白定量检查要求留取尿液时间长,常常存在留尿时部分尿样丢失、患者依从性差等问题,影响结果的判断。特别是婴幼儿留尿困难,留取 24 小时尿进行定量检查很难成功。另外,由于每人每天饮水量不同,导致产生的尿量也不一样,进而导致肾脏排泄的尿蛋白定量受到影响,这时可以选择尿蛋白肌酐比值测定。尿蛋白与肌酐比值与 24 小时尿蛋白有可靠的相关性,它能够准确预测 24 小时尿蛋白排出量,与过去传统的 24 小时尿蛋白定量相比,具有快速、简便、精确等特点,为临床上理想的定性、定量诊断蛋白尿和随访的指标。

10.尿蛋白时而呈阴性,时而呈弱阳性,算达标吗?

肾病患儿平常选择用尿检试纸或尿常规对病情做初步分析,尿蛋白常时而呈阴性,时而呈弱阳性,这样到底算不算控制达标?

正常情况下,尿蛋白也是有波动的,不一定是因为病情变化。能造成尿蛋白波动的原因有以下三个方面:

(1)昼夜节律影响:凌晨 3:00 左右是一天中尿蛋白排泄最少的时候,而下午 4:00 左右是一天中尿蛋白排泄最多的时候。因此,每次检测尽量在同一个时间段进行。

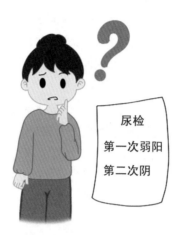

(2)尿液浓缩与稀释:当尿量少时,尿液被浓缩,尿蛋白浓度也被过度浓缩,容易使检查结果中的"加号"增多;当尿量过多时,尿蛋白浓度被过度稀释,容易使检查结果中的"加号"减少。因此,当大家对比病情变化时,也要考虑到尿液过度浓缩和稀释对蛋白尿的影响。

(3)活动与体位对尿蛋白的影响:正常人在剧烈运动后,会出现运动后一过性尿蛋白轻微增多或者一过性尿红细胞增多的情况。体位性蛋白尿是指卧位时尿蛋白阴性,直立走动或站立时尿蛋白阳性多见于体型较瘦者,但肾炎的恢复期和一些轻型肾炎患者亦可以出现体位性蛋白尿。

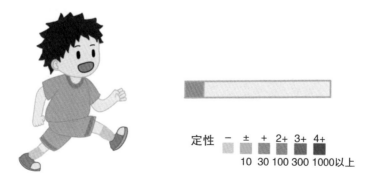

因此,当发现尿蛋白时而阴性,时而弱阳性,应排除以上因素的影响,择期复查,必要时完善 24 小时尿蛋白定量。

11.什么是肾功能检查?

肾脏是人体的重要器官之一,其主要功能包括肾小球滤过功能,肾小管重吸收功能,尿液的浓缩稀释功能,以及肾脏调节水盐代谢及酸碱平衡的功能,还有肾脏的内分泌功能,因此,全面的肾功能检查包括以上功能的评判。

肾脏滤过功能用肾小球滤过率表示,主要通过抽血化验来判断肾小球的滤过率,检查的指标主要包括尿素氮、肌酐。肾小管的重吸收功能主要检查尿液中低分子量蛋白,主要包括 β_2 微球蛋白、α_1 微球蛋白、视黄醇结合蛋白。尿液浓缩稀释功能主要检查尿比重、尿渗透压。肾脏的内分泌功能主要检查血中的促红细胞生成素、活性维生素 D 以及肾素。而水盐代谢酸碱平衡调节功能的检查就是检查血中的电解质,以及血中的二氧化碳。

12.血肌酐和尿肌酐一样吗?

肌酐是人体肌肉组织中肌酸的代谢终产物。一般情况下,机体每 20 克肌肉每天代谢产生 1 毫克肌酐,每天肌酐的生成量是恒定的。每天体内产生的肌酐几乎全部随尿排出,一般不受尿量影响。

血清肌酐包括内源性肌酐及外源性肌酐,内源性肌酐由肌酸代谢产生,与肌肉容积及肌肉活动情况相关;外源性肌酐与饮食关系密切,主要来自动物的骨骼肌,食用肉食后会导致血肌酐水平迅速增高。而尿肌酐是指尿液中的肌酐浓度,尿肌酐主要来自血液,经由肾小球滤过后随尿液排出体外。

13.儿童血肌酐的正常范围是多少?

不同年龄儿童,血肌酐的正常范围不同,如下表所示。

年龄	正常值/(μmol/L)
28 天至 2 岁	13～33
2 岁至 6 岁	19～44
6 岁至 13 岁	27～66
13 岁至 16 岁(男)	37～93
13 岁至 16 岁(女)	33～75

续表

年龄	正常值/(μmol/L)
16 岁至 18 岁（男）	52～101
16 岁至 18 岁（女）	39～76

14.血肌酐为什么会低于正常值？

血肌酐降低的原因主要见于以下情况：

一是正在节食或长期素食的孩子由于蛋白质摄入量不足，可导致肌酐水平降低。

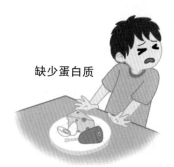

缺少蛋白质

二是某些疾病如营养不良、肌肉萎缩的患儿由于本身肌肉容量较少，产生的肌酐也少，使血液中肌酐水平偏低；患有尿崩症的患儿，由于通过尿液排出了大量肌酐，也会引起肌酐偏低。

肌酐低于正常值在临床上一般意义不大，不需要特别治疗，一般加强营养就可以。如果是由于疾病引起的肌酐低于正常值，可针对原发病进行治疗。

15.哪些情况需要进行尿液试纸筛查？

尿液试纸筛查是利用化学反应的原理，通过试纸对尿液各种成分进行粗略检测，进而初步评估肾脏功能的方法。那么，哪些情况需要进行尿液试纸检查呢？

（1）其可用于肾病的早期筛查和病情监测。孩子如果有泡沫尿、尿浓、尿浑浊、腰痛、水肿等症状，或者患有高血压等慢性病、长期服药，需要警惕肾损伤，可关注尿液中的蛋白质。对于已确诊急/慢性肾炎、肾结石等肾病的患儿，可持续用尿液试纸监测尿蛋白的变化，也可同时监测尿潜血的指标。

（2）其可用于肥胖、糖尿病监测。对于已确诊糖尿病的孩子，可用尿试纸监测尿葡萄糖、微量白蛋白等指标，监测糖尿病早期肾损伤的迹象，从而更好地预防肾衰竭、尿毒症的发生。如果血糖控制欠佳,持续不降,还需要增加尿酮体监测,预防酮症酸中毒。

（3）其可用于尿路感染监测。对于有尿频、尿急、尿痛等症状的孩子,可应用尿液试纸检测白细胞、亚硝酸盐。对于已确诊尿路感染的孩子,除了持续监测白细胞和亚硝酸盐的变化,也可同时监测尿潜血和尿蛋白指标。

（4）其可用于定期自检。如果没有特别明显的症状,想定期健康自测,也可使用尿试纸条进行自测。

16.超声检查对肾脏疾病有何意义？

超声检查是利用超声束扫描人体,通过对反射信号的接收、处理,以获得人体内器官的图像。肾脏超声检查是检测肾脏实质病变的首选检查方法。

肾脏超声检查可以检测肾脏的大小、形态、轮廓、回声、皮质、髓质、肾盂、肾盏、肾静脉、肾动脉等,可以发现肾脏的弥漫性病变(如肾小球肾炎、肾病综合征等)、局灶性病变(如肾结核、肾囊肿及多囊肾等),以及肾脏及肾上腺的占位性病变(包括良性占位如错构瘤等,恶性占位如肾癌、肾上腺肿瘤、淋巴瘤等)。因此,超声对于肾脏疾病的检查具有重要价值。

17.肾脏病患儿为什么要做基因检测？

肾脏疾病的病因繁多,在临床实践中,大部分肾脏疾病的病因是不明确的,而且并非所有的肾脏病患儿都能根据临床表现和肾穿刺活检、实验室检查结果来明确诊断。

很多相同临床表现的肾脏疾病,可能是由不同的致病基因所导致。一些遗传性肾脏疾病因早期临床表现不典型,很容易出现漏诊、误诊,延误治疗时机,而尽早进行基因检测不仅可以提供更精准的诊断,亦可修正前期可能出现的错误诊断。临床医生也可通过基因检测结果来更准确地确定下一步治疗方案。

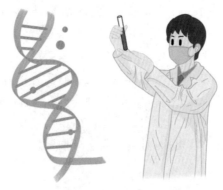

18.哪些肾脏病患儿需要做基因检测？

目前，临床上关于肾脏病基因检测的指征还没有统一的指南或规范，但根据对遗传性和基因相关肾脏病的认识，以下情况可考虑进行基因检测：

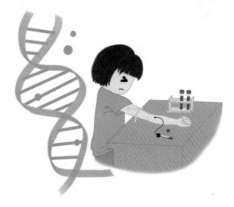

（1）患儿有肾脏疾病的遗传背景，或者医生怀疑有基因突变引起的肾脏病，或者家系中有患类似疾病的高危人群。

（2）患儿发病年龄早，尤其是在婴儿期、胎儿期即出现症状，如 1 岁以内发生的肾病综合征、多囊肾等。

（3）伴有肾外表现的肾脏疾病，如其他系统的发育畸形、眼部病变、耳部病变等。

（4）其他肾活检病理或影像学检查提示可疑遗传性肾脏病者。

（5）对激素、免疫抑制剂耐药的肾病综合征。

（6）治疗不顺利或者很多药物无效的难治性肾脏疾病。

（7）不明原因（尤其是有肾脏病家族史）的血尿和（或）蛋白尿，不明原因的慢性肾脏病及急性或慢性肾功能不全。

（8）不明原因的低钾血症、高钾血症、高血压、糖尿病、肾结石等。

（9）对需要提供遗传咨询的患儿家属，如对于单基因遗传肾脏病，明确致病基因变异并结合遗传方式可为遗传性肾脏病家庭提供有效的遗传咨询。

19.什么是肾穿刺活检？

肾穿刺活检全称肾穿刺活组织检查，简称肾活检，是获得肾组织病理标本的重要手段之一。B超引导下经皮肾穿刺活检是目前国内外最普及的肾活检方法，指在 B 超引导下穿刺针经背部皮肤刺入肾脏的下极，取少量的肾组织进行光镜、免疫荧光以及电子显微镜检查，从而作出肾组织病理诊断的方法。

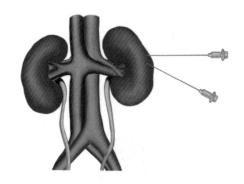

20.什么情况下要做肾穿刺活检？

很多肾病患儿的家长都比较抵触肾穿刺这一检查项目,觉得这种检查项目有非常大的风险,不仅危害到肾脏健康,还可能让疾病更严重。其实,肾穿刺就是一种检查方式,这种检查方法能够明确病理类型,能够帮助医生制定最为科学有效的治疗方案,并没有人们想象中那么可怕。但并不是所有的肾病患儿都需要做肾穿刺,一般以下几种情况的患儿要做肾穿刺:

(1)肾病综合征:当肾病综合征的病因不明,考虑是否继发于全身性疾病者;激素耐药、依赖和频复发的原发性肾病综合征患儿;接受钙调磷酸酶抑制剂治疗过程中出现肾功能下降的肾病综合征患儿。

(2)急性肾小球肾炎:经治疗 2～3 个月仍有肉眼血尿和蛋白尿者,或病情无好转,肾功能急剧恶化者,需要肾活检以确定其肾损害的病理类型和严重程度。

(3)急进性肾小球肾炎,需及早进行肾活检,这对其早期诊断和早期治疗非常重要。

(4)血尿:持续肉眼血尿患儿经过各种检查排除了非肾小球性血尿后未能明确诊断者,或无临床症状,持续性镜下血尿病程超过 6 个月以上者,可考虑做肾活检;血尿伴有蛋白尿特别是 24 小时尿蛋白定量大于 1 克者应及早做肾活检。

(5)蛋白尿:单纯蛋白尿持续时间较长而无任何症状者采用肾活检可明确病理类型,以利于用药及判断预后。

(6)继发性或遗传性肾脏疾病:临床上怀疑但无法确诊时,可以行肾脏穿刺活检以明确诊断;临床上已经确诊,肾脏病理对指导治疗或判断预后有重要意义时,也应行肾脏穿刺活检。

(7)急性肾功能衰竭:临床或者实验室检查无法确定其病因时应及时穿刺(包括慢性肾病患者肾功能急剧恶化时)。

(8)移植肾:肾功能出现不明原因的明显减退,出现严重排斥反应,或者怀疑原有肾脏疾病在移植肾复发的。

21.肾穿刺活检危险吗?

肾活检是一项有损伤的检查项目,用穿刺针刺入皮肤、皮下组织,直接扎到肾脏,切取 1～2 条 1～2 厘米长、直径为 1 毫米粗细的肾组织条。目前,肾穿刺活检在肾内科已经是发展得比较成熟的一项技术了,而且都是在 B 超引导下实时监控进行穿刺,因此安全性是有保障的。但是,肾穿刺活检毕竟是一个有创操作,也存在一定的风险和并发症,如穿刺后患儿出现出血、血尿或者包膜下血肿。为了避免这些情况,术前要进行各种检查,术后要严密观察,需要患儿卧床静养。就算是穿刺后出现出血,绝大多数情况下也可通过药物控制。因此,总体来讲,肾穿刺活检是一个安全的检查方法。

22.肾穿刺活检会损害肾功能吗?

进行肾穿刺活检术时,每次所提取的标本肾小球基本保持在 20～30 个,最多也不会超过 50 个。人体的每个肾脏中一般存在大约 100 万个肾小球。因此,肾穿刺提取的肾脏组织对肾脏而言不过是九牛一毛,并不会对肾脏造成什么危害。就好比在大树上摘几十片叶子下来观察,损失这一点点叶子,对大树构不成威胁是一样的道理。

23.肾穿刺活检后可能会出现哪些并发症?

肾穿刺活检术主要有以下几种并发症:

(1)出血:大部分患者都会有少量出血,一般是镜下血尿,而真正发生肉眼血尿的很少(不足 5%),一般几天后出血症状可以消退。

(2)血肿:部分患者可发生肾被膜下血肿,绝大多数是小血肿,可以自行吸收,大血肿发生概率比较低。一般来讲,即使出现大的血肿,只要血压稳定,大血肿大多也能在三个月内自行吸收。

(3)腰痛:肾脏穿刺活检后,有的患儿会出现腰疼,多因肾脏血肿、穿刺损伤和卧床时间过长而致,多于一周内消失。

(4)动静脉瘘:肾动静脉瘘也是肾脏穿刺活检的并发症之一,绝大多数为小瘘,临床无症状,严重者可出现严重血尿和(或)肾周血肿,不过发生严重肾动静脉瘘的概率是极低的。

(5)损伤其他脏器：多因穿刺点不当或进针过深损伤其他脏器，严重者需要手术治疗，因为目前肾穿刺活检均是在 B 超引导下实时监控进行穿刺，所以损伤其他脏器的概率是极低的。

(6)感染：感染发生率也很低，多因无菌措施不严、肾周已存在感染或伴有肾盂肾炎所致。

24.孩子做肾穿刺活检前家长需要做什么准备？

■ 要教会孩子吸气、憋气，并且陪孩子不断练习。

因为正常呼吸时肾脏随呼吸上下移动，如果在肾穿刺活检时呼吸，会划伤肾脏，导致出血，引起肾周血肿。因此，一定要让孩子练好吸气、憋气才能进行肾穿刺活检，具体做法如下：

让孩子平趴在床上，肚子下面垫一个枕头，使腰部呈水平，胸及肩膀往床上贴近，头向一侧转，直接枕在床上，手向前伸，全身放松。摆好位置后开始练习憋气，平静呼吸即可，不必深呼吸。吸气时要全身放松(不能耸肩、抬屁股)，让孩子平静吸口气，然后憋住，坚持 15～20 秒钟后恢复正常呼吸，然后再重复憋气。孩子憋气时不能吸气也不能吐气，口鼻均不出气，要一动不动地趴住。要让孩子反复练习，保证每次憋气前的吸气幅度相近。

■ 帮助孩子在床上练习排尿、排便。

因为肾穿刺活检后必须卧床 24 小时才能下床活动，这就需要孩子在床上排尿、排便，如果不事先练习，肾穿刺活检后很可能排不出尿，就必须进行导尿，会给孩子带来一定痛苦。因此，一定要让孩子事先练习平卧在床上排尿、排便。

■ 保证大便通畅。

如果大便干燥，可在肾穿刺活检前两天遵医嘱服通便药。肾穿刺活检前两天最好素食，否则容易产气，造成 B 超显示肾脏不清晰，影响穿刺。

■ 让孩子放松心情，不必紧张，保证充分休息。

■ 术前一天帮助孩子清洁背部皮肤。

■ 配合医生做好穿刺前检查，肾穿刺前要抽血，必要时需配血等。

■ 家长要记清楚，肾穿刺前 4 小时禁食、禁饮，术前半小时要让孩子排空膀胱，另外要杜绝探视，避免引起交叉感染。

25.做肾穿刺活检后有什么注意事项？

(1)术后患儿应平卧 4～6 小时，不可翻身，腰部不可活动，保持平卧位，可枕枕头，头、四肢可适量活动。6 小时后可翻身，24 小时后若生命体征平稳、无肉眼血尿，可下床逐渐活动。下床时床边坐 10～15 分钟，由家属协助下床，避免出现体位性低血压，避免增加腹压动作（如咳嗽、打喷嚏、大笑、用力大便）。如果出现头晕、恶心、心慌、出冷汗等其他不舒服症状，应立即平躺，及时通知医务人员。

（2）术后要少量多次饮水，最好喝白开水。防止一次大量饮水，引起胃部不适、恶心呕吐等。不能因为怕排尿不方便而不喝水，如果不喝水，肾穿刺时出的血会形成血栓，堵住肾小管。肾穿刺后如果尿不出来，可以听听流水声或用温水冲洗会阴，用热毛巾敷一敷小肚子。如仍排不出尿，就应给患儿进行导尿。尿少或有严重水肿的患儿，要根据医生的医嘱适当控制饮水量。术后小便困难时可稍侧身，观察术后每次小便的颜色是否清亮；如有血尿，应卧床至血尿消失。如有剧烈腹痛、腰痛、恶心等异常情况，及时报告医生以明确原因。

（3）饮食上，给予患儿清淡、易消化的食物，术后 24 小时内避免摄入牛奶、甜食、豆制品等易产气食物，以免引起腹胀；适当进食新鲜蔬菜、水果，防止大便干燥、腹压增高而诱发出血。

（4）肾穿刺部位覆盖的纱布可以在肾穿刺后第三天取下来，以免对胶布过敏，损伤皮肤。

（5）患儿术后 1 周内避免大笑、用力咳嗽、提重物等增加腹压的行为，外出避免爬楼梯，应乘电梯，1 周后方可洗澡；术后 1 个月内需注意休息，避免剧烈运动，如爬山、跳舞、跑步等。

（6）患儿出院后若出现尿色异常、腰部疼痛等不适，一定要回医院就诊。

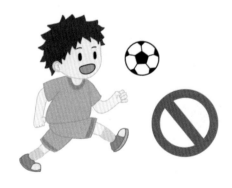

（孙书珍　刘小梅　李倩　郭海艳　王莉　王延栋　杨振乐　朱艳姬　刘素雯）

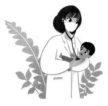

儿童常见泌尿系统疾病

1.婴幼儿常见泌尿系统疾病——先天性肾脏与尿路畸形

先天性肾脏与尿路畸形是一组由于胚胎期肾脏和泌尿道发育异常导致的先天性结构缺陷,包括各种类型的肾脏、输尿管、膀胱和尿道异常,如肾发育不良、膀胱输尿管反流、肾盂输尿管连接处狭窄、多囊肾等。临床表现因类型和严重程度而异,有些患儿可能没有任何症状或体征,有些则可能出现少尿、无尿、血尿、蛋白尿、水肿、高血压等肾功能不全或急性肾损伤表现。部分综合征型先天性肾脏与尿路畸形患儿除肾脏及泌尿道损伤外,还存在身体其他部位(如眼、耳、生殖系统以及神经系统等)结构或功能异常。由于环境因素可能参与先天性肾脏与尿路畸形的发病,建议孕妇在怀孕期间避免接触有害物质,戒烟、戒酒并注重高蛋白饮食。同时,孕妇需要定期进行产前检查以及胎儿彩色多普勒超声检查,以早期发现并处理可能存在的先天性肾脏与尿路畸形问题。

先天性肾脏与尿路畸形的治疗以对症治疗为主,轻微或无症状的先天性肾脏与尿路畸形可以不接受特殊治疗,只需定期随访观察肾功能和泌尿系统情况。中度或重度先天性肾脏与尿路畸形可能需要药物治疗或手术治疗来纠正结构缺陷或解除梗阻等。如果出现终末期肾病,则需要进行透析或移植治疗。

2.婴幼儿常见泌尿系统疾病——泌尿系感染

泌尿系感染是一类由于各种病原微生物在泌尿系统生长繁殖所致的泌尿道急性或慢性炎症反应。泌尿系感染在感染性疾病中发病率排第二,仅次于排名第一的呼吸道感染,最常见的表现是尿频、尿急、尿痛,也可能出现发热、腰部疼痛、血尿、尿道口有分泌物等情况。婴幼儿泌尿系感染的症状非常不典型,大多表现为发热、乏力、易激惹、呕吐、腹泻等,其中发热最为常见,非常容易误诊为呼吸道感染,但通过做血液及尿液检查和泌尿系超声检查可明确诊断。需要提醒家长的是,婴幼儿如果出现发热性泌尿系感染,治愈后的复发率非常高。对于同时存在泌尿系畸形、膀胱直肠功能障碍这些情况的患儿,复发的风险尤其高。因此,这部分儿童需要密切观察,及时识别和治疗泌尿系感染。

3.婴幼儿常见泌尿系统疾病——泌尿系结石

泌尿系结石是指在泌尿系统内因尿液浓缩而形成沉淀颗粒或成块的聚集物,包括肾结石、输尿管结石、膀胱结石,其中肾结石较为多见。饮食生活习惯、母乳喂养时间、某些代谢紊乱疾病(如低枸橼酸尿症、低镁尿症、高钙尿症及高草酸尿症)会导致泌尿系结石,其常见的临床表现包括腰部或腹部疼痛、血尿、排尿困难、排尿中断,多数可通过泌尿系超声检查明确诊断。因此,家长要培养孩子养成不挑食、多饮水、不憋尿的好习惯,尽量预防结石的发生。

4.婴幼儿常见泌尿系统疾病——肾脏肿瘤

肾脏肿瘤包括肾母细胞瘤、肾细胞癌、透明细胞肉瘤、中胚层肾瘤、炎性假瘤等,其中以肾母细胞瘤最为常见。这类患儿早期症状多不明显,可表现为腹部肿物、血尿、腹痛等,多数在无意中发现,通过泌尿系超声、CT或磁共振等影像学检查明确诊断。不同类型的肾脏肿瘤预后不同,多数仅需手术切除,个别类型需要手术、放疗、化疗综合治疗。

5.婴幼儿常见泌尿系统疾病——肾小球疾病

肾小球疾病是一组以血尿、蛋白尿、水肿和高血压等为临床表现的肾脏疾病,根据病因可分为原发性、继发性和遗传性三大类。患儿发病年龄越小,遗传性的可能性越大。

婴幼儿期起病的肾小球疾病主要有肾病综合征、孤立性血尿、无症状性蛋白尿等几种疾病。患儿多表现为水肿、血尿、蛋白尿、高血压等。这几类疾病往往起病隐匿,要想早发现、早控制,唯一的办法就是坚持定期体检,尤其是尿液检查和泌尿系统B超。另外,孕妇在怀孕之前要了解双方的家族病史,做好遗传咨询和体检,一旦发现问题要及时就医,明确病因。

6.什么是儿童肾病综合征?

儿童肾病综合征是一组由多种原因引起的临床综合征,表现为肾小球滤过膜对血浆蛋白通透性增加,大量血浆蛋白自尿中丢失而导致一系列病理生理改变,常见的临床表现包括大量蛋白尿、低蛋白血症、高脂血症和水肿。根据病因不同,肾病综合征又可以分为原发性、继发性和先天性肾病综合征三种类型。

7.什么是原发性肾病综合征?

原发性肾病综合征是儿童时期最常见的肾小球疾病之一,大概占了小儿时期肾病综合征总数的90%。因此,儿童时期的肾病综合征绝大多数都是原发性肾病综合征。它的发病率受性别、年龄、环境和种族等影响,男女比例大概是3.7∶1,大多为学龄前儿童发病,3～5岁为发病高峰年龄。不过,原发性肾病综合征的病因和发病机制还不是很清楚。近年来的研究发现,原发性肾病综合征有可能和孩子的免疫功能异常有关,还有一些研究发现了某些孩子可能存在导致肾病综合征发病的基因异常。

糖皮质激素是治疗原发性肾病综合征非常重要的药物之一,但是,每个孩子对糖皮质激素治疗的反应是不一样的。如果在四周之内以泼尼松足量[2毫克/(千克·天)或60毫克/(平方米·天)]治疗患儿的尿蛋白转阴了,则患儿对糖皮质激素治疗敏感,反之则患儿对糖皮质激素治疗耐药。另外,还有种情况叫糖皮质激素依赖,指的是对糖皮质激素敏感,但是,连续两次减量或停药两周内复发的患儿无法减量或者停用糖皮质激素。

8.什么是继发性肾病综合征?

继发性肾病综合征指继发于具有明确病因的患儿,常见于以下疾病:

(1)该病可继发于全身性系统性疾病,如系统性红斑狼疮、过敏性紫癜、结节性多动脉炎、大动脉炎、干燥综合征、混合结缔组织病、皮肌炎等。

(2)该病可继发于感染,如链球菌感染后肾炎、感染性心内膜炎、结核、乙型肝炎、丙型肝炎、巨细胞包涵体病毒、疟疾、寄生虫、先天梅毒等。

(3)该病可继发于家族性遗传性疾病,如阿尔伯特(Alport)综合征、法布里(Fabry)病、甲髌综合征、胱氨酸病等。

(4)该病可继发于代谢性疾病,如糖尿病、黏液水肿。

(5)该病可继发于肿瘤,如白血病、霍奇金病、非霍奇金淋巴瘤、多发骨髓瘤等。

(6)该病可继发于其他因素,如肾移植慢性排异反应、膀胱输尿管反流、肾动脉狭窄等。

9.什么是先天性肾病综合征?

新生儿出生后 3 个月内起病的肾病综合征称先天性肾病综合征,临床表现符合肾病综合征(大量蛋白尿、低白蛋白血症、高脂血症和水肿)的临床特征。先天性肾病综合征的病因、病理变化、预后等与年长儿或成人不同。根据病因可分为原发性(遗传性)和继发性(非遗传性)两大类。原发性先天性肾病综合征常因基因突变所致;继发性先天性肾病综合征多因宫内感染或母亲疾病等因素所致。

10.导致孩子原发性肾病综合征复发的常见原因有哪些? 如何进行预防?

最让肾病综合征患儿家长苦恼的事情莫过于疾病复发。有很多因素能够导致复发,如治疗不规范、感染、劳累和紧张等。常见的复发原因和预防方法如下:

(1)由于肾病综合征是慢性病,治疗需要相对较长的时间。因此,按时用药、随访和复查非常重要。如果治疗不规范,用药不足,都容易导致患儿复发。因此,遵从医嘱用药并按时复诊对于减少复发尤为重要。

(2)肾病综合征的患儿由于疾病本身的原因以及应用激素、免疫抑制剂等原因,会导致免疫力低、抵抗力差,容易并发各种感染,包括呼吸道感染、皮肤感染、尿路感染及消化系统感染等,造成疾病复发。因此,家长应特别注意预防各种感染,尽量避免去人群拥挤、通风不良的公共场所,应视天气变化及时给孩子增减衣物,避免受凉,保持室内空气流通,注意保持皮肤清洁、干燥。

(3)需要让孩子养成良好的生活习惯,合理安排作息,应注意避免熬夜,避免过度劳累。在疾病恢复期循序渐进地增加运动量,进行适度的体育锻炼,如散步、慢跑等,但应注意避免剧烈运动。

(4)需要让孩子每天摄入充分的营养物质,包括糖、蛋白质、脂肪以及其他营养成分。

如果肾病频繁复发,有肾活检指征的患儿应遵医嘱尽早进行肾活检,以明确疾病的性质和严重程度,以便制定有针对性的治疗方案。

11.原发性肾病综合征的并发症有哪些?

一是感染。肾病综合征患儿由于疾病本身影响以及需要应用激素、免疫抑制剂等原因,导致自身免疫力低、抵抗力差,并发感染的机会远高于正常儿童。最常见的感染为呼吸道感染,还包括皮肤感染、尿路感染及消化系统感染等。

二是电解质紊乱。肾病综合征的患儿由于肾脏滤过和重吸收功能发生障碍,容易并发电解质紊乱,常见的电解质紊乱有低钠、低钾和低钙血症等。肾病综合征患儿出现水肿和高血压时,需要限制食盐摄入,但过度限盐甚至无盐饮食、过多地使用利尿剂以及感染、呕吐、腹泻等因素都可以导致低钠血症的发生。患儿发生低钠血症时可能会出现厌食、精神差、血压下降,甚至出现休克、抽搐等情况。低钾血症也是肾病综合征患儿常见的电解质紊乱,发生的原因和低钠血症差不多。患儿发生低钾血症时可能会出现精神差、反应迟缓、没有力气、肚子胀等情况,严重时还会出现呼吸肌麻痹或麻痹性肠梗阻、心律失常,甚至心力衰竭等而危及生命。因此,家长应该多了解一些营养方面的知识,在肾病综合征的不同时期给孩子合理搭配饮食。病情危重时要立即住院治疗。

三是低血容量。肾病综合征患儿在尿蛋白水平还没有降低时,常常存在低蛋白血症,表现为血压降低、皮肤和口唇干燥、末梢循环不好、手脚发凉等。因此,当肾病综合征患儿出现呕吐、腹泻时,要注意补液,防止低血容量性休克的发生。

四是血栓形成和血栓栓塞。肾病综合征患儿常常存在血液高凝状态,容易出现各种动脉、静脉血栓形成,而已经形成的血栓有可能发生脱落,顺着血流堵塞血管就会造成血栓栓塞。血栓形成和血栓栓塞依据部位不同而具有不同的临床表现,其中以肾静脉血栓形成最为常见。如果发生肾静脉血栓形成,患儿可能会突然腰痛,出现血尿或原有血尿加重、少尿,甚至发生肾衰竭。除了肾静脉血栓形成以外,还可能会出现下肢深静脉血栓,表现为患儿两侧肢体水肿程度差别固定,不随体位改变而变化。有些患儿还会出现肺动脉栓塞,表现为不明原因的咳嗽、咯血或呼吸困难,而突发的偏瘫、面瘫、失语或神志改变等神经系统症状也需要排除脑栓塞的可能。血栓和栓塞是肾病综合征的严重并发症之一,一旦出现,有可能造成严重后果。因此,在临床中要积极预防血栓事件,医生会定期监测患儿的血液指标,在病情允许的情况下,家长要让患儿进行适当的活动,遵照医嘱使用利尿剂,如果孩子出现呕吐、腹泻,要根据病情给孩子补液,及时纠正脱水等。

五是急性肾损伤。肾病综合征患儿如果在治疗过程中突然发生少尿甚至无尿情况,可能是并发了急性肾损伤。

六是肾小管功能障碍。除了原有的肾小球的基础病可能引起肾小管功能损害外,大量尿蛋白的重吸收也可能导致肾小管功能损害。

12.什么是难治性肾病综合征?

国内临床上常将下述三种情况称为难治性肾病综合征:

(1)激素耐药:将泼尼松足量正规治疗四周尿蛋白不转阴者称为激素耐药。

(2)频复发:指病程中患儿尿蛋白出现反复,如果半年内复发超过两次或者一年内复发超过四次,均属于频复发。

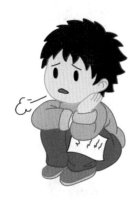

(3)激素依赖:前面也有提到过,指的是虽然患儿对激素治疗敏感,尿蛋白能够转阴,但连续两次减量或停药两周内就出现复发为激素依赖。

如果患儿属于难治性肾病综合征,也不要太过悲观和气馁,随着对肾病综合征研究的进一步深入,免疫抑制剂和生物制剂的应用使越来越多的难治性肾病患儿获得了良好的治疗效果。

13.什么是 IgA 肾病?

IgA 肾病是儿童最常见的原发性肾小球疾病之一,它是一个免疫病理诊断名称,指的是免疫荧光特征为在肾小球系膜区或伴毛细血管襻有以 IgA 沉积为主,伴或不伴有其他免疫球蛋白沉积的原发性肾小球疾病。因此,该病需要肾穿刺病理检查才能确诊,并通过病理来判断疾病的严重程度。该病在临床上呈现出来的是一个慢性进展过程。有文献报道,25％～30％的患者 20～25 年后会出现终末期肾脏病(即尿毒症),需要肾替代治疗。

IgA 肾病在大孩子和青年中比较常见,起病前往往会有上呼吸道感染等诱因,也可能由腹泻、尿路感染等诱发,也可能没有任何诱因。IgA 肾病的临床表现类型多种多样,最常见的是发作性肉眼血尿和持续性镜下血尿,可能伴有不同程度的蛋白尿。有一部分孩子表现为肾病综合征、急性肾炎综合征,急性肾炎综合征可以合并有高血压及肾功能减退等。我国儿童原发性 IgA 肾病临床表现分为孤立性血尿型、孤立性蛋白尿型、血尿和蛋白尿型、急性肾炎型、肾病综合征型、急进性肾炎型、慢性肾炎型。

14.什么是过敏性紫癜、紫癜性肾炎?

过敏性紫癜是一种主要累及小血管的系统性血管炎性疾病,病因尚未明确,部分患者发病与微生物感染、食物过敏、药物应用、疫苗接种、麻醉及恶性病变等有关,但都没有确切的证据。

该病患儿的首发症状一般是皮肤紫癜。皮肤紫癜刚出现的时候是紫红色的斑丘疹,高起皮面,用手压一下不褪色,几天之后会转为暗紫色,然后变为棕褐色,最后消退。它的特点是反复出现,四肢和臀部比较多见,大多数是对称分布的,伸侧比较多,分批出现,面部和躯干比较少。少部分比较严重的紫癜会融合成大疱并出现出血性坏死。还有的患儿可能出现荨麻疹和血管神经性水肿。

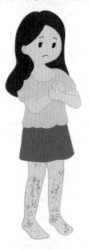

30%～60%的患儿有肾脏受损的临床表现(如血尿、蛋白尿),称为紫癜性肾炎。紫癜性肾炎多发生在起病的一个月以内,也有部分患儿在病程晚期,其他症状都消失后发生。

过敏性紫癜仅有皮肤改变者大多恢复良好，但大约有 1/3 的患儿有复发倾向，远期预后取决于肾脏是否受累以及受累的程度。大多数紫癜性肾炎患儿早期发现积极治疗都能完全恢复，少数患儿有可能会发展为慢性肾炎，甚至慢性肾功能衰竭。

15.如何早期发现紫癜性肾炎？

肾脏病变是影响过敏性紫癜预后的主要因素，常常在病程最初的 1～2 个月出现，患儿会出现血尿、蛋白尿、高血压和水肿等情况，有一部分患儿会出现肾病综合征，甚至急性肾功能衰竭等。紫癜性肾炎肾脏病变通常会比较迁延，可以持续好几个月甚至好几年，大多数患儿如果发现得早并进行积极治疗，可以完全恢复，但是，仍有一部分患儿有可能会发展为慢性肾炎，甚至进展到慢性肾功能衰竭。因此，若家长发现孩子患有过敏性紫癜，在积极治疗的同时，需要特别关注孩子的尿液是否发生改变、尿色是否发红、有无泡沫等。即使家长肉眼没有发现孩子的尿液发生改变，也应检查尿常规并定期复查，才能尽早发现肾脏病变，及时进行治疗，改善预后。

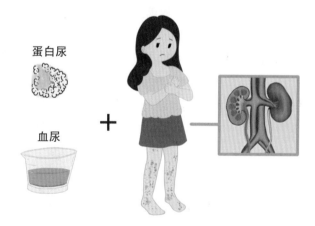

蛋白尿

血尿

16.什么是尿路感染？

尿路感染是病原微生物侵入尿路引起尿路黏膜或组织损伤而造成的感染。根据病原体侵入的部位不同，分为肾盂肾炎、膀胱炎和尿道炎，其中肾盂肾炎又称"上尿路感染"，膀胱炎和尿道炎合称"下尿路感染"。由于儿童时期的尿路感染较少局限在尿路的某一部位，因此常常统称为尿路感染。

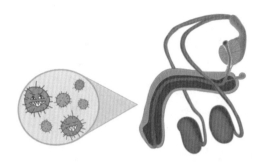

细菌、真菌和病毒都可能引起尿路感染,但以细菌感染较为多见,而且绝大多数为革兰氏阴性杆菌,其中大肠杆菌是尿路感染中最常见的致病菌。

正常情况下,孩子的尿道口周围也是有细菌的,但一般不会发生感染。如果病原体的毒力较强,而此时孩子的免疫力下降,或者孩子存在泌尿系统畸形,病原微生物就容易侵入尿路而引起感染。

尿路感染是小儿常见疾病,急性尿路感染的临床症状随着患儿的年龄不同而存在较大差异。年龄越小的患儿,尿路感染的全身症状越明显,而局部尿路刺激症状(如尿频、尿急、尿痛等)表现就比较轻。新生儿尿路感染临床症状极不典型,多以全身症状为主,如发热或体温不升、苍白、吃奶差、呕吐、腹泻等,还可能出现生长发育停滞,体重增长缓慢,甚至体重不增等情况,严重情况下会出现嗜睡、烦躁甚至惊厥等神经系统症状。由于年龄较小的患儿不能很好地表达自己的不适,有些细心的家长可能会发现孩子有排尿哭闹的现象,尿布有臭味,或有顽固性尿布疹等。年龄大一点的患儿除了有发热、寒战、腹痛等全身症状外,还会伴有腰痛,同时尿路刺激症状明显,会出现尿频、尿急、尿痛、尿液浑浊,有时会出现肉眼血尿。

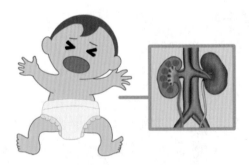

另外,该病的发病与性别也有一定联系。在一岁以前,其实男孩比女孩更容易得尿路感染;但是到了一岁以后,尿路感染在女孩中更常见。主要原因是男孩与女孩生理特点不同:一岁以前,由于男孩包皮较长、包茎,容易积垢而发生上行性感染,因此尿路感染的机会多于女孩;一岁以后,随着年龄的增长,男孩的包茎逐渐松解,由于积垢而发生上行性感染的机会逐渐减少,而女孩的尿道口邻近阴道及肛门,易被阴道分泌物及粪便污染。另外,女孩尿道比男孩的短,括约肌功能差,致病菌容易通过尿液到达膀胱、输尿管,甚至肾盂,引起尿路感染,因此,一岁以后女孩的尿路感染机会多于男孩。

大部分尿路感染不会产生严重的后果,但小儿尿路感染与成人不同,婴幼儿尿路感染隐匿性较强,如果不能早发现、早诊断、早治疗,有可能会导致病情迁延,由急性转为慢性尿路感染。婴幼儿反复尿路感染可导致肾发育障碍、肾瘢痕形成、高血压或肾功能不全等永久性肾实质损害,也可能发展成败血症,甚至威胁生命。

17.为什么有些孩子尿路感染会反复发作?

反复发作的尿路感染需要警惕泌尿系统畸形的存在,尽管所有人对于尿路感染普遍易感,但在正常情况下,机体大多可以通过一系列的自身防御机制防止感染的发生。但是,如果泌尿道在解剖或功能上存在一些异常,则泌尿系感染的危险性大大增加。例如,膀胱输尿管反流、后尿道瓣膜、尿路结石以及膀胱憩室等泌尿道解剖结构异常增加了尿路感染(尤其是反复尿路感染)的机会,尤其在孩子5岁之前,泌尿道的感染多与这些尿路结构畸形相关。泌尿系的功能异常(如神经源性膀胱)也可能由于膀胱排空障碍,或由于膀胱内压缓慢上升,导致继发的膀胱输尿管反流导致。

除此之外,儿童肾实质病变(如肾炎、肾病综合征、多囊肾等)、免疫功能低下、不良卫生习惯、长期使用纸尿裤、外阴炎、包皮环割以及会阴部的污染等,都是尿路感染的高危因素。

18.如何预防儿童尿路感染?

家长首先要做的就是做好孩子会阴部的清洁工作,教育孩子养成良好的卫生习惯,选择宽松、透气、纯棉的内裤,保持会阴部清洁、干燥。女孩每次小便后应使用纸巾从前往后擦拭尿道口。无论男孩、女孩,每天应用清水清洗尿道口及会阴部。如果男孩有包茎,可以根据小儿泌尿外科医生的意见决定是否做包皮环切手术(或包茎气囊导管扩张术)以方便护理。家长应锻炼幼儿的自主排尿能力,减少纸尿裤的使用时间。

另外,对于已经发生过尿路感染的孩子来说,及时诊断和治疗尿路感染十分重要。家长需要重视孩子首次尿路感染后的影像学检查，及时发现和治疗泌尿道解剖和功能的异常。对小于 5 岁，伴有膀胱输尿管反流或其他尿路畸形的孩子，以及 1 年内有 3 次以上尿路感染的孩子，可根据情况给予小剂量抗生素预防。另外，家长需要注意孩子是否有排尿异常（如尿频、尿急、尿失禁）及排便异常（如便秘、大便失禁），重视小儿膀胱直肠功能障碍的防治。

19.什么是急性肾小球肾炎？

急性肾小球肾炎属于老百姓常说的"肾炎"，以急性肾炎综合征为主要临床表现。它的特点是起病比较急，患儿有可能会出现血尿、蛋白尿、水肿和高血压等情况，可能伴有一过性的氮质血症。如果病情严重，还可能进展为急性肾功能衰竭、高血压脑病和急性肺水肿等，危及患儿生命。急性肾小球肾炎根据致病的病原菌不同，可以分为急性链球菌感染后肾小球肾炎和急性非链球菌感染后肾小球肾炎，其中，临床上最常见的急性肾小球肾炎是指链球菌感染后急性肾小球肾炎。

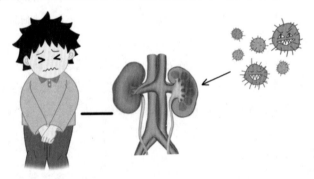

20.什么是系统性红斑狼疮、狼疮性肾炎？

系统性红斑狼疮（SLE）是一种累及多系统、多器官的自身免疫性疾病。SLE 好发于青春期及育龄期女性，儿童常见的高发年龄为 9～13 岁。SLE 的病因和发病机制目前还没有研究清楚。而儿童 SLE 临床症状和成人相比会更加严重、病情进展更快，预后也更不好，如果没有进行积极治疗，孩子的生活质量有可能会受到比较严重的影响。

系统性红斑狼疮的临床表现比较多样，全身症状可能有发热、没有力气等，此外，多个系统器官都有可能会受累，具体表现如下：

（1）皮肤黏膜的表现：患儿脸上出现像蝴蝶一样跨越鼻梁的红斑是 SLE 的标志性表现，被称为蝶形红斑，除此之外还可能出现非特异性的全身皮疹、脱发、口腔黏膜溃疡等表现。

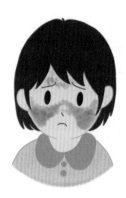

（2）肌肉关节症状：患儿可表现为关节痛、关节炎、关节的活动受到影响等，但是这种关节炎一般不会造成关节畸形。

（3）心血管系统：患儿常见表现为心包炎、心肌炎、心律失常及冠状动脉病变等。

（4）消化系统：患儿可表现为恶心、呕吐、腹痛、食欲下降、腹泻、肝脾大、肝损害等。

（5）血液系统：患儿表现为贫血、血小板减少、白细胞减少，其中以贫血更为常见。

（6）呼吸系统：大约50％的患儿会出现肺部症状，可以引起胸腔积液、呼吸困难、间质性肺损害及肺泡出血等。

（7）神经系统：患儿可表现为认知障碍、头痛、情绪异常、精神症状、抽搐等。

（8）泌尿系统：泌尿系统损害是 SLE 最主要的内脏损害之一，患儿可出现蛋白尿、血尿、高血压及肾功能不全等。

21.什么是狼疮性肾炎？

狼疮性肾炎是系统性红斑狼疮最常见和最重要的肾脏并发症，早期发现并积极治疗有利于延缓疾病进展，挽救患儿的肾功能，改善患儿生活质量及预后等。对于已经确诊系统性红斑狼疮的患儿，如果出现任意一种肾脏损害的情况，就可以视为狼疮性肾炎。因此，对于已经确诊系统性红斑狼疮的患儿，需要长期监测尿常规、肾功能及血压等，以便早期发现狼疮性肾炎。对于临床表现不典型，高度怀疑狼疮性肾炎的患儿，有可能需要行肾穿刺检查才能进一步明确诊断。

22.什么是胡桃夹现象?

胡桃夹现象也称"左肾静脉压迫综合征",是一种正常解剖上的变异。在解剖学上,腹主动脉与肠系膜上动脉之间构成一个 45～60 度的夹角,左肾静脉通过此夹角汇入下腔静脉。这个夹角如果变小,就会让走行在里面的左肾静脉受到挤压,从而引起一系列临床症状。胡桃夹现象好发于青春期至 40 岁男性,是儿童非肾性血尿的常见原因之一。

胡桃夹现象的临床表现以血尿为主,程度不一。在运动、感冒等诱因下,患儿会表现为突发的反复肉眼血尿或无症状镜下血尿,部分患儿可伴随蛋白尿。除血尿、蛋白尿之外,部分患儿可以同时存在全身乏力、腰痛及左腹部不适等表现。该病诊断的"金标准"是血管造影,但临床上往往借助超声这种无创的检查来辅助诊断。对于症状不严重的患儿,不需特别治疗,只需要定期复诊就可以。一般来说,随着患儿年龄增长,腹部脂肪和结缔组织的增加或侧支循环的建立,症状可逐渐缓解。

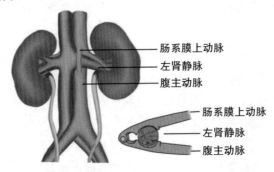

肠系膜上动脉
左肾静脉
腹主动脉

肠系膜上动脉
左肾静脉
腹主动脉

23.什么是肾积水?

肾积水是指由于各种原因导致泌尿系统梗阻,致使肾盂与肾盏扩张,尿液在扩张的肾盂及肾盏中潴留的情况。

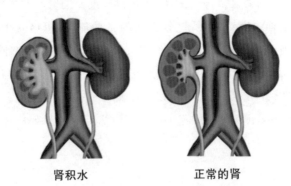

肾积水　　　　　　　正常的肾

肾积水患儿往往长时期无症状,直到出现腹部包块和腰部胀感时,或并发感染时才会被注意。包块多在无意中发现,疼痛一般较轻,甚至完全无痛,但存在间歇性肾积水的患儿(由于异位血管压迫或肾下垂引起)可出现肾绞痛,多疼痛剧烈,伴有恶心、呕吐、腹胀、尿少,一般在短时间或数小时内缓解,随之排出大量尿液。

24.什么是膀胱输尿管反流?

膀胱输尿管反流(VUR)是指尿液非生理性的自膀胱反流,如排尿时尿液从膀胱反流至输尿管和肾盂。

正常情况下,输尿管膀胱连接部存在瓣膜功能,可以防止尿液反流,如果瓣膜功能不全,则会导致反流。反流的危害在于增加了泌尿系感染的风险,两者的共同作用会引起肾实质损害,使肾脏瘢痕形成,如不及时治疗和纠正,可发展为慢性肾功能衰竭。导致该病的主要机制是膀胱输尿管连接部异常,按发生原因可分为原发性反流和继发性反流两类。原发性反流最常见,原因为先天性膀胱输尿管连接部结构异常,而继发性反流是指先天或获得性膀胱功能异常破坏了原本正常的抗反流膀胱输尿管连接部,如反复泌尿系感染、膀胱颈及下尿路梗阻、创伤等。

膀胱输尿管反流程度轻的患儿可以没有任何症状,若反流严重或有感染,可出现尿路感染、高血压、蛋白尿、发育障碍、肾功能不全等表现。

25.什么是重复肾及重复输尿管?

重复肾及重复输尿管是较为常见的肾输尿管先天性畸形,指的是肾脏分为上、下两部分,两部分各有一肾盏,并通入一输尿管,即双输尿管。双侧输尿管可以是全长的,即在膀胱各有一个输尿管口,也可以在不同部位汇合为一根输尿管,即"Y"形输尿管。不完全性双输尿管的汇合可发生于肾盂与膀胱间的任何一点,甚至可发生于膀胱壁段输尿管。

人类胚胎的输尿管在发育的过程中,如果分支过早,就会形成重复的输尿管畸形。分支的高低及多少可决定形成完全或不完全、双重或多支输尿管畸形。重复输尿管常常伴有重复肾。重复肾多数结合成为一体,有一共同被膜,表面有一浅沟,但肾盂输尿管及血管都各自分开。重复肾完全分开是比较少见的,常结合为一体,较正常肾脏大,两肾常上下排列,左右或前后排列的比较少。

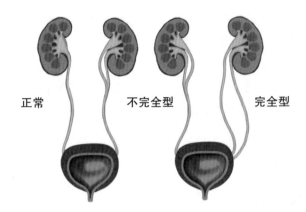

正常　　　不完全型　　　完全型

重复肾的临床表现多种多样,上半肾部如果有输尿管口异位,患儿可以表现为正常排尿加尿间滴尿。上半肾部如有输尿管膨出,患儿可表现为排尿困难、尿道口肿物脱出或泌尿系感染。如果患儿出现了以上表现,需要完善影像学检查才能明确诊断。重复双肾输尿管如果没有并发症,有可能终身不被发现,常常因并发畸形或感染做肾盂造影而确诊。

26.什么是孤立肾、融合肾、异位肾?

(1)孤立肾:胚胎时期,一侧的肾不发育或发育不充分,病侧肾缺如或肾脏发育不良,则致健侧孤立肾。如果健侧孤立肾的功能良好,不会有症状,常偶然发现。

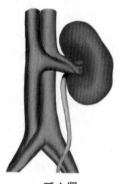

孤立肾

(2)融合肾:两侧的肾相互融合,有各种类型,其中最常见的是蹄铁形肾。蹄铁形肾是指两侧肾脏的一极在脊柱前或腹部大血管之前互相融合,约90%的病例是下极相互融合。其融合的部位为峡部,为肾实质或结缔组织所构成,多位于腹主动脉即下腔静脉之前,腹主动脉分叉之上。肾脏可较正常位置低,肾盂因受融合限制,不能正常旋转,输尿管则越过融合的峡部前面下行,可有引流不畅,易并发积水、感染或结石。

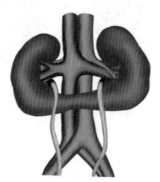

融合肾

(3)异位肾:胎儿期肾胚芽在盆腔内,随着胎儿生长,肾脏逐渐上升至正常位置,上升发生障碍或者误升向对侧,即形成异位肾或交叉异位肾,常见盆腔肾、胸内肾、交叉异位肾。

27.什么是肾发育不良?

肾发育不良指肾脏小(较正常体积小50%),但肾单位及导管分化及发育正常。肾发育不全时,肾单位数量减少,肾小叶及肾小盏的数目减少,肾小盏可少于5个,形成小肾(正常肾脏肾小盏的数量在10个以上),常见的有以下几种类型:

(1)单纯肾发育不全:其特点是小肾含有正常肾实质。由于多数患儿是双侧肾发育不全或一侧肾发育不全、对侧肾不发育,会导致患儿肾功能不全、脱水、生长发育迟滞。这种情况也是儿童慢性肾功能不全的常见原因之一。

(2)节段性肾发育不全:其特点是小肾合并节段性及小叶区域严重皮质、髓质发育不全,临床上多数患儿以严重高血压为主要表现,如头痛或合并高血压脑病,其中50%有视网膜病变。

(3)少而大的肾单位肾发育不全:其特点是双侧肾小,苍白而硬,肾脏单位数量明显减少,只有正常肾脏的1/5,但肾小球的直径较正常大,体积增大7~12倍,近端肾小管长度增加4倍。患儿临床表现主要为进行性肾脏功能不全、呕吐、不明原因的发热、脱水、多尿、烦渴及生长迟滞,多见于新生儿及小婴儿。

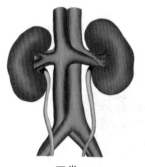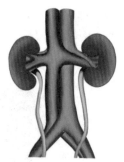

正常　　　　　　　　　肾发育不良

28.什么是单纯性肾囊肿？

　　单纯性肾囊肿可分为孤立性或者多发性，较少见于儿童，该病常见于男性及左肾。单纯性肾囊肿大多是单个的、单侧的病变，一般没有临床症状，不影响肾功能，患儿会偶尔出现血尿。但肾囊肿可引起腹痛、腹部包块、高血压等，如囊肿破入肾盂肾盏系统，可有血尿。B超为单纯性肾囊肿的首选检查方法。该病通常情况下不需治疗，肾功能不受影响，无症状者只需定期复查。如果囊肿压迫引起相应临床表现（如出现高血压），或者囊肿较大（直径＞5厘米）且有症状，考虑穿刺抽除囊液，以消除高血压和梗阻，必要时采取手术治疗。

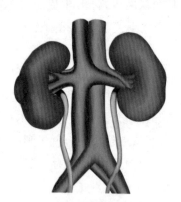

单纯性肾囊肿

29.什么是多囊肾？

　　多囊肾是由基因突变所导致的一类遗传性肾病，根据其遗传方式、临床表现，可以分为婴儿型多囊肾和成人型多囊肾。婴儿型多囊肾为常染色体隐性遗传，主要见于年幼儿，也可发生于年龄较大的儿童及成人。成人型多囊肾为常染色体显性遗传,大多见于成人。该病诊断主要依据家族史、肾脏影像学检查、基因检查等。

婴儿型多囊肾的患儿多有严重肾脏病,生存率低下,大多数患儿随着时间推移,肾功能最终会恶化,进展速度各不相同,但往往导致终末期肾病。

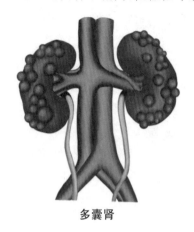

多囊肾

30.什么是遗传性肾脏病?

遗传性肾脏病广义上是一大类与遗传有关、涉及不同病因的肾脏疾病,狭义上是指由于遗传物质结构或功能改变所致,有一定遗传基础、按一定方式垂直传递、后代中常常出现相关发病比例的肾脏疾病。除了肾脏受累以外,还可能会有其他器官,如眼睛、耳朵、骨骼、心脏等受累。遗传性肾脏病通过基因由父母传递给子女,不同疾病的遗传方式不同。一旦确诊遗传性肾脏病,就应该在家族内积极进行筛查,以早期发现其他患病孩子,从而进行早期干预。

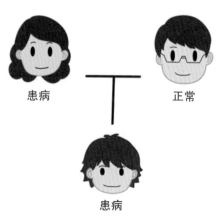

患病　　　正常

患病

遗传性肾脏病有以下几个特点：

（1）早发性：遗传性肾脏病的患儿通常起病年龄都比较小，会在婴儿期或胎儿期就出现症状，如在 1 岁以内发生肾病综合征、先天性肾脏尿路畸形、多囊肾等。

（2）多系统受累：除了肾脏以外，遗传性肾脏病的患儿常常合并其他系统受累，如眼部病变、耳部病变、骨骼畸形、心脏受累等。

（3）难治性：遗传性肾脏病的患儿通常对常规肾脏治疗药物反应不好，并且绝大多数遗传性肾脏病是不能通过药物治愈的，仅仅只能缓解病情。

（4）家族性：遗传性肾脏病的患儿家族中可能有多名直系亲属存在血尿、蛋白尿或不明原因肾衰竭表现。

（5）预后差：大部分遗传性肾脏病会进行性进展，最终出现终末期肾脏病，部分患儿在婴儿及儿童期即进展至终末期肾脏病，需要透析治疗和肾移植。

31.什么是 Alport 综合征？

Alport 综合征又称"遗传性进行性肾炎"，是最常见的遗传性肾脏病。Alport 综合征的遗传方式包括 X 连锁显性遗传、常染色体隐性遗传以及极少见的常染色体显性遗传。X 连锁显性遗传 Alport 综合征男性患儿及常染色体隐性遗传 Alport 综合征患儿表现为持续性镜下血尿，约 67％有发作性肉眼血尿，蛋白尿在小儿或疾病早期不出现或极微量，随年龄增长而出现，发展至大量蛋白尿，其预后极差，几乎全部发展为终末期肾脏病。大部分 X 连锁显性遗传 Alport 综合征女性患儿仅有镜下血尿，少量女性也会出现蛋白尿及肾衰竭。Alport 综合征患儿可伴有感音神经性耳聋、眼部异常及平滑肌瘤，故需定期监测视力和听力。

32.什么是薄基底膜肾病？

薄基底膜肾病是一种遗传性肾小球基底膜疾病，遗传方式为常染色体显性遗传，主要表现为持续性镜下血尿，因其有家族遗传特性及预后良好，既往又称为"良性家族性血尿"或"良性再发性血尿"，大部分患儿表现为镜下血尿，少数患儿可能伴有少量蛋白尿，多在体检时发现，其诊断年龄差异很大，早至婴幼儿时期，晚至老年。

33.什么是尿毒症?

尿毒症就是尿的毒素留在血中,使人体中毒,通常指慢性肾脏病的 5 期,即终末期肾病。肾是人体重要的"排毒"器官,各种原发性肾脏疾病或者继发性肾脏疾病加重到一定程度,都会影响代谢废物的排出。尿毒症不是一个独立的疾病,而是由于慢性持久性肾受损,肾单位受到破坏、功能减退,致使肾脏排泄功能和内分泌代谢功能严重受损而造成含氮代谢废物在体内潴留,水与电解质、酸碱平衡紊乱,各种毒性物质在体内积聚而导致全身各系统出现中毒症状而表现出的一系列临床表现组成的综合征。患儿常有多种表现,如出现食欲不振、恶心、呕吐、腹泻、高血压、心功能不全、心律失常、心包炎、嗜睡、贫血、水肿等。

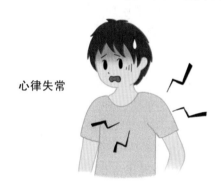

心律失常

很多人对肾脏疾病存在误解,认为得了肾脏病就相当于得了不治之症,最终都会走向尿毒症,依靠透析维持生命。实际上,并不是所有的肾脏病都会发展成尿毒症,常见的发展至尿毒症的肾脏疾病有先天性泌尿系统发育异常(其中以肾发育不良和囊性肾病最多见)、获得性肾小球疾病(如慢性肾小球肾炎)。另外,肾脏疾病必须长期规律随访,定期复诊,早期发现,早期干预,这是预防和延缓肾脏疾病发展为终末期肾病的重要方法。

(孙书珍　刘小梅　姚秀俊　余丽春　郭海艳　宋涵　程娜　王晓媛　王丹)

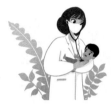

儿童泌尿系统疾病的治疗

1.原发性肾病综合征该如何治疗？

原发性肾病综合征的治疗应该针对不同的个体、不同的疾病时期,采取不同的个体化治疗方案,具体包括以下几个方面：

（1）一般治疗,主要包括防治感染、利尿消肿、合理饮食、注意休息。

（2）使用糖皮质激素及免疫抑制剂治疗。糖皮质激素是肾病综合征的首选治疗药物,需要足量、足疗程治疗。如果患儿出现激素耐药、严重不良反应或糖皮质激素依赖,常常需要选择二线免疫抑制剂治疗。另外,近年来生物制剂在难治性肾病综合征的治疗中也发挥了重要作用,如利妥昔单抗。

（3）进行抗凝治疗。由于肾病综合征的患儿往往存在高凝状态和纤溶障碍,容易并发血栓形成和栓塞,因此需要加用抗凝和溶栓治疗,常用药物包括肝素钠、尿激酶和双嘧达莫等。

（4）使用血管紧张素转换酶抑制剂。血管紧张素转换酶抑制剂对改善肾小球局部血流动力学,减少尿蛋白,延缓肾小球硬化有良好作用,尤其适用于伴有高血压的肾病患儿,常用制剂有依那普利、福辛普利和培哚普利等。

（5）进行中医药治疗。肾病综合征可以根据辨证施治原则立方治疗,但应避免使用非正规医院和非正规医生的"偏方""秘方",以免延误治疗,给患儿造成不可挽回的损失。

2.IgA 肾病该如何治疗？

目前,IgA 肾病发病机制尚未完全清楚,因此还没有特异性治疗方法。由于该病临床表现多样,轻重不一,病理病变严重程度也不一样,因此医生需要根据每个患儿的临床表现、实验室检查结果和病理改变程度采取个体化的治疗措施。其主要的治疗药物包括血管紧张素转化酶抑制剂和血管紧张素受体拮抗剂、糖皮质激素和多种免疫抑制剂、抗凝药物等,治疗的目的在于抑制异常的免疫反应、清除免疫复合物、减少蛋白尿、控制高血压,延缓肾病情进展。该病的治疗疗程较长,患儿的预后与临床表现、肾脏病理改变的严重程度密切相关,家长需要积极配合医生进行定期随访,以改善预后。

3.紫癜性肾炎该如何治疗?

紫癜性肾炎患儿的临床表现与肾病理损伤程度并不完全一致,肾脏病理能够更加准确地反映肾脏的病变程度以及远期预后。因此,紫癜性肾炎最好根据临床并结合病理进行相应治疗。如果没有条件获得肾脏病理,也可根据临床分型选择相应的治疗方案。

如果患儿仅有血尿、少量蛋白尿,肾功能和血压正常,仅需改善患儿的高凝状态,减少蛋白尿即可,一般预后良好。

如果肾脏病变严重或迁延不愈,如出现持续肉眼血尿、大量蛋白尿、急性肾损伤、肾功能进行性恶化等情况,在上述治疗的基础上,往往需要加用激素和(或)免疫抑制剂,甚至需要大剂量激素冲击、血浆置换等治疗。

4.狼疮性肾炎该如何治疗?

目前,狼疮性肾炎还没有治愈方法,主要治疗目的为改善症状,保护肾功能,避免疾病复发,延缓病情进展及改善生活质量等。狼疮性肾炎的具体治疗需要根据患儿的临床表现及病理类型,制定不同的治疗方案,主要治疗药物包括羟氯喹、糖皮质激素、免疫抑制剂以及生物制剂等。因此,建议一旦孩子确诊狼疮性肾炎,应该及时找专科医生就诊。

5.急性肾小球肾炎该如何治疗?

急性肾小球肾炎为自限性疾病,治疗以休息及对症治疗为主,具体如下:

(1)一般治疗:患儿在生病的最初 2 周应卧床休息,待水肿消退、血压正常、肉眼血尿及循环充血症状消失后,可以下床轻微活动并逐渐增加活动量;但 3 个月内仍应避免重体力活动,待血沉正常才可上学;应予急性期患儿低盐饮食,肾功能正常者不需限制蛋白质入量,但氮质血症时应限制蛋白质摄入,并以优质蛋白为主;明显少尿的急性肾衰竭患儿需限制液体入量。

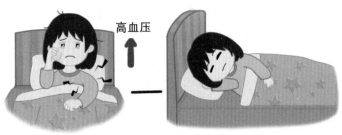

卧床2周

（2）治疗感染灶：如果存在感染灶，应给予青霉素或其他敏感抗生素治疗。经常反复发生炎症的慢性感染灶，如扁桃体炎、龋齿等，应予以清除，但须在肾炎基本恢复后进行。

（3）对症治疗：包括利尿消肿、降血压，预防心脑合并症，若休息、低盐和利尿后仍不能控制高血压，可加用降压药物。

（4）透析治疗：少数患儿发生急性肾衰竭而有透析指征，应及时透析治疗，帮助患儿度过急性期。

6.儿童尿路感染该如何治疗？

儿童非特异性尿路感染的治疗原则为控制症状、根除病原体、去除诱发因素、预防再发，具体方法如下：

（1）一般治疗：急性期患儿应卧床休息，多饮水、多排尿，以起到冲刷尿道排菌的作用，还要注意保持外阴部清洁。对高热、头痛、腰痛的患儿，应给予解热镇痛药缓解症状。对尿路刺激症状明显的患儿，可用碳酸氢钠碱化尿液，以缓解尿频、尿急、尿痛的症状。

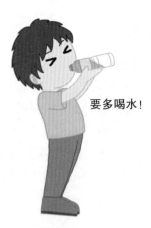

要多喝水！

（2）抗菌药物治疗：医生会根据患儿的年龄、病情及身体素质来选择合适的抗生素。对于反复多次尿路感染的患儿，再发后可按急性症状治疗；若为频繁反复感染，应在反复再发者急性症状控制后予小剂量抗菌药预防，疗程 3～4 个月。对反复多次感染或肾实质已有不同损害者，疗程可延长至 1～2 年，最长可达 4 年。为防止耐药菌株的产生，可联合用药或每种药物使用 2～3 周后轮换。

7.遗尿症该如何治疗？

对于单症状夜遗尿的孩子，一般无器质性病变，部分孩子可以随着年龄的增长逐渐痊愈，只需要给予孩子正确的教育及引导即可。家长可以对孩子进行心理疏导，不要一味地指责孩子，要鼓励孩子进行正常的学习和生活，调整孩子的饮食习惯，白天保证孩子正常的液体摄入量，不限制饮水，睡前 3～4 小时减少液体摄入，并且避免过度兴奋，可以要求孩子定时吃晚饭、定时睡眠以及晚饭后禁止饮水。家长还需要教育并监督孩子养成良好的排尿习惯，睡前排空膀胱。家长最好用排尿日记详细记录孩子昼夜排尿、饮水等情况，便于复诊时医生评估病情与疗效。

在作息正常、规律，睡眠充足的情况下，对觉醒困难的孩子，家长还可以通过夜间唤醒方法进行治疗。但是，唤醒不是随意唤醒孩子排尿，应当找到孩子排尿的规律，在孩子即将排尿时将其叫醒。例如，在孩子每天尿床的时间点前半个小时到一个小时，设定一个闹钟，将孩子完全唤醒，让孩子在清醒状态下自己排尿，反复多次训练，从而使孩子形成条件反射。家长也可以借助遗尿报警器唤醒孩子，它是一种可以安放在床铺上或孩子内裤中的装置，当遗尿发生时可发出警示（声响或震动等）来唤醒孩子。

治疗夜遗尿的首选用药是醋酸去氨加压素。它是一种抗利尿激素类似物，适用于夜间多尿的孩子。一般于睡前 1 小时口服给药，服用前 1 小时至服药后 8 小时限制饮水，大多数孩子在应用后可明显改善症状，但停药后易复发。因此，需至少用药 3 个月，并根据疗效调整用量。抗胆碱能药物适用于教育引导后、应用遗尿报警器或应用醋酸去氨加压素效果不好的孩子。三环类抗抑郁药不良反应较多，目前大多用于上述其他方式治疗失败的孩子。

生物反馈治疗也是治疗夜遗尿的方法之一，适用于教育引导和药物疗效不佳的孩子。该治疗需要将尿管置入膀胱内，反复训练孩子对盆底肌肉的控制，因此适用于年龄较大且依从性好的孩子。

8.肾积水该如何治疗？

肾积水的治疗以手术治疗为主,手术治疗应早期进行,目的是纠正肾盂输尿管连接部异常,争取肾功能的较大恢复。对于肾积水严重、肾功能破坏十分严重而对侧肾正常者,可进行积水肾切除术。

手术的原则是梗阻较轻、肾盂肾盏扩张不严重时,做单纯矫形手术;扩张明显者,应切除病变的狭窄段及过度扩张的肾盂,再做吻合术;更严重者做肾切除术。

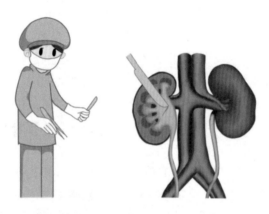

9.膀胱输尿管反流该如何治疗？

治疗目的主要是阻止尿液反流和控制感染,防止肾功能进一步损害,治疗方法分为以下几种:

一是内科治疗:按反流的不同分级采用不同治疗措施:①Ⅰ级、Ⅱ级患儿以治疗感染和长期服药预防为主。此外,应多饮水,睡前排尿两次减轻膀胱内压,保持大便通畅和按时大便。②Ⅲ级患儿处理同Ⅰ级、Ⅱ级,但须每隔6个月检查1次反流情况,每年做静脉肾盂造影。③Ⅳ级、Ⅴ级患儿应在预防性服药后手术治疗。

二是外科治疗,多为整形手术。手术指征为Ⅳ级以上的反流患儿,Ⅲ级以下但有持续反流和新瘢痕形成的患儿、反复尿路感染经积极治疗6个月反流无改善的患儿、有尿路梗阻的患儿。

10.重复肾、重复输尿管该如何治疗？

主要依据重复肾、输尿管病变情况及并发症而采取不同的治疗方法:

（1）无症状者可终身不被发现，仅尿路感染，而无解剖异常（肾积水、输尿管口异位），可用药物控制感染，无须手术。

（2）有输尿管异位开口者，一般采取输尿管膀胱再植术。当伴重度肾积水和反复发作的泌尿系感染等症状时，可行重复肾及输尿管切除术。若双侧均异位开口，可分期行手术治疗。

（3）对无输尿管异位开口者，一般采取保守治疗或行输尿管膀胱再植术，若血尿、腰痛、尿路感染反复发作且重复肾重度积水，肾皮质菲薄者可行重复肾及输尿管切除术。

11.什么是糖皮质激素？

糖皮质激素是由人体肾上腺皮质束状带分泌的一种激素，也叫"皮质醇"。糖皮质激素作用广泛而复杂，且随剂量不同而异。生理情况下所分泌的糖皮质激素主要影响物质代谢过程，包括升高血糖，抑制蛋白合成、促进蛋白分解，促进脂肪分解、抑制其合成，潴钠排钾。超生理剂量的糖皮质激素还具有强大的抗炎、抗休克、抗过敏及免疫抑制的药理作用。

常用的糖皮质激素可分为以下三类：

（1）按作用时间分类：可分为短效、中效与长效三类。短效药物如可的松和氢化可的松，作用时间多在 8～12 小时；中效药物如泼尼松、泼尼松龙、甲泼尼龙，作用时间多在 12～36 小时；长效药物如地塞米松、倍他米松，作用时间多为36～54 小时。

（2）按照来源分类：其可分为内源性可的松、氢化可的松及外源性人工合成品如地塞米松、倍他米松。

（3）按给药途径分类：其可分为口服、注射、局部外用或吸入。

12.应用糖皮质激素治疗时会有什么不良反应？

糖皮质激素常见的不良反应分为两类，一是久用所致，二是停药所致。

长期或大剂量应用糖皮质激素的常见不良反应有：①医源性肾上腺皮质功能亢进，即代谢紊乱。患儿表现为向心性肥胖，皮肤痤疮、多毛，水、电解质紊乱，高血压，高血糖等。②诱发或加重感染或使潜在病灶扩散，长期应用糖皮质激素，机体对病原微生物的防御能力下降，可诱发感染或使潜在感染病灶扩散。③诱发或加重溃疡，糖皮质激素使胃酸、胃蛋白酶分泌增加，同时减弱前列腺素保护胃黏膜的功能，因而容易诱发溃疡或致使原有溃疡加重。④影响心血管系统,如引发高血压、动脉粥样硬化等疾病。⑤导致骨质疏松、伤口愈合迁延、股骨头坏死等,生长期的儿童身高可能会受到影响。⑥其他:包括精神神经症状(如欣快、激动、失眠,偶可诱发癫痫)、眼部并发症(眼压升高、白内障),少数可诱发脂肪肝及胰腺炎。

停用糖皮质激素的不良反应有:①导致医源性肾上腺功能不全。由于长期应用外源性糖皮质激素,下丘脑-垂体-肾上腺皮质系统处于抑制状态,内源性糖皮质激素分泌减少,肾上腺皮质萎缩,突然停药,外源性糖皮质激素减少,内源性糖皮质激素不足,导致出现肾上腺皮质功能不全,患儿可表现为恶心、呕吐、食欲不振、乏力、低血糖、低血压等。②出现反跳现象与停药症状,前者指长期用药因减量过快或突然停药使疾病复发或加重;后者指长期用药因减量过快或突然停药使患儿出现一些原来没有的症状,如肌肉疼痛、肌强直、关节痛、疲乏、发热等。医生在用药的过程中会对激素的不良反应进行监测,根据病情调整激素用量,尽量减少激素的不良反应。

13.糖皮质激素治疗期间需要注意什么?

(1)遵医嘱正规用药:由于糖皮质激素有一定的不良反应,且不良反应的产生与药物应用时间长短、药物剂量大小、突然停药等因素有关,因此患儿需遵医嘱用药,切不可自行调整剂量或停药,否则会产生严重的不良后果。

(2)注意预防感染:肾脏病患儿抵抗力低下,加上应用糖皮质激素本身抑制免疫,更易发生感染,而感染又影响肾脏病的治疗效果。因此,糖皮质激素用药期间应注意防护,尽量避免到公共场所及与呼吸道感染患者密切接触,对于已经出现的感染,也应该及时治疗。

(3)注意监测血糖、血压:糖皮质激素有升高血压及升高血糖的不良反应,用药期间,应该严密监测患儿的血糖及血压,及时根据血糖、血压的情况调整药物剂量。

(4)预防骨质疏松:长期、大量应用糖皮质激素,患儿可出现骨量减少、骨质疏松,因此应用糖皮质激素期间应同时给予患儿钙剂及活性维生素 D 进行预防。

(5)少数应用糖皮质激素的孩子可能会出现应激性消化道溃疡,甚至消化道出血,需加强监测,密切观察病情变化,及时处理。

14.什么是甲泼尼龙冲击疗法？

临床上,肾脏病患儿常规口服糖皮质激素效果欠佳,或者是肾脏病理类型较重时会选择甲泼尼龙冲击疗法。

采用甲泼尼龙冲击疗法时,糖皮质激素用量较大,一般用到每次 15～30 毫克/千克,一般一次最大剂量不超过 1 克/天,一天一次或者隔天一次,三次一个疗程。此时随着糖皮质激素剂量的增大,不良反应出现的风险肯定会相应增大,但是只要严格掌握适应证及禁忌证,用药过程中严密监测患儿血糖、心率、血压、眼压、消化道症状等情况,大多数个体都能完成激素冲击治疗。如果遇到禁忌证及不良反应明显,实在不能完成冲击治疗的患儿,医生也会在保证孩子安全的前提下,选择其他可行的治疗方案。

15.什么是免疫抑制剂？

免疫抑制剂就是对人体的免疫功能有抑制作用的药物,其作用机理是抑制免疫细胞的活性和增殖,从而降低人体的免疫反应,常用于治疗自身免疫性疾病和抑制器官移植的排异反应。

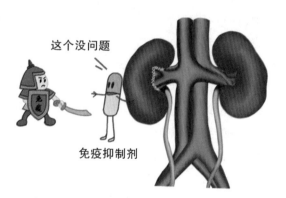

这个没问题

免疫抑制剂

肾脏疾病中常用的免疫抑制剂分为以下几类:

(1)肾上腺糖皮质激素类:它是治疗肾脏疾病时最常使用的免疫抑制剂,对多个免疫环节均有抑制作用,常用药物有泼尼松和甲泼尼龙等。

(2)钙调磷酸酶抑制剂:它作用于 T 细胞活化过程中细胞信号传导通路,抑制钙调磷酸酶,常用的药物包括环孢素和他克莫司。

(3)抗增殖与抗代谢类:常用的药物包括环磷酰胺、硫唑嘌呤和吗替麦考酚酯等。

（4）抗体类：常用的药物包括抗 CD20 单抗和 B 淋巴细胞刺激因子抑制剂等。

（5）抗生素类：如西罗莫司（又称"雷帕霉素"），是一种大环内酯类抗生素免疫抑制剂。

（6）中药有效成分：如雷公藤总苷，但由于其对性腺的抑制作用，目前在儿童自身免疫性疾病中已较少使用。

16.什么是生物制剂？

生物制剂通过阻断关键炎症细胞因子或细胞表面分子而发挥治疗作用，主要有抗 CD20 单抗（如利妥昔单抗、奥法木单抗、奥妥珠单抗）和 B 淋巴细胞刺激因子（BLyS）抑制剂（如贝利尤单抗）。

17.应用环磷酰胺治疗时会有什么不良反应？

在应用环磷酰胺期间会发生一些不良反应，分为近期不良反应与远期不良反应。

（1）近期不良反应主要包括：

1）骨髓抑制：环磷酰胺的骨髓抑制作用在用药后 10～14 天最为显著，患儿查血常规时常会发现白细胞减少，有时也会出现淋巴细胞和血小板减少，而血红蛋白减少则较为少见。

2）消化道症状：在应用环磷酰胺的过程中及治疗后几天内，有些患儿会出现恶心、呕吐、胃胀及上腹痛等症状。

3）肝损伤：环磷酰胺可以导致肝损害，患儿查肝功能可能会出现丙氨酸转氨酶、天冬氨酸转氨酶、碱性磷酸酶升高，白蛋白和总蛋白降低。

4）出血性膀胱炎：环磷酰胺的代谢物对膀胱上皮有刺激作用，大剂量环磷酰胺可以诱发出血性膀胱炎，患儿可能会出现血尿、排尿困难、膀胱痉挛和尿频等。因此，在患儿使用环磷酰胺的过程中要注意水化、碱化尿液。

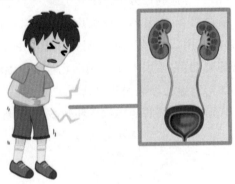

5)心脏毒性：多见于大剂量使用环磷酰胺时，可引起心肌病、心包炎、心肌梗死和致死性充血性心衰。

6)感染：由于环磷酰胺对机体的免疫抑制作用，在应用环磷酰胺后，患儿对细菌和病毒感染的易感性增高，容易发生各种感染。

(2)远期的不良反应主要包括：

1)生殖毒性：当环磷酰胺累积剂量过高的时候可能会导致女孩闭经，男孩少精或无精等。由于环磷酰胺的生殖毒性，因此处于青春期及青春前期的患儿在使用时要严格掌握适应证并注意使用的累积剂量。

2)肿瘤：长期使用环磷酰胺时继发肿瘤的风险会增加。

18.在进行环磷酰胺治疗期间，患儿需要注意什么？

环磷酰胺有口服和静脉给药两种方式，对于儿童来说，较常使用的是环磷酰胺冲击治疗，也就是静脉给药。在治疗期间，家长需要注意以下几点：

(1)应用环磷酰胺可能会出现骨髓抑制及肝肾功能损害。因此，进行冲击治疗前，患儿要查血常规及肝肾功能，都为正常时才能使用。

(2)由于环磷酰胺的消化道不良反应，在冲击治疗前即使给予了止呕治疗，仍有部分患儿可能会出现恶心、呕吐等胃肠道反应。因此，家长应给孩子少食多餐，进食易消化、清淡的食物。

(3)使用环磷酰胺有可能出现出血性膀胱炎，所以冲击治疗时要适当多饮水，冲击时医生也会给患儿水化治疗。在治疗时，家长要注意观察患儿的尿色及尿量，发现血尿或尿少要及时处理。

(4)避免药物外渗。家长在输液过程中要密切观察患儿的穿刺部位有没有红肿等情况，一旦发生外渗，应立即停止输液，并重新更换输液部位，渗出部位要及时进行处理。

(5)因环磷酰胺冲击会导致患儿免疫力下降，因此在冲击治疗后要防止交叉感染，做好个人卫生，加强对皮肤和口腔的护理。

(6)环磷酰胺对性腺功能抑制比较常见，其发生率随着年龄增大和环磷酰胺累积剂量增加而增加，因此处于青春期及青春前期的患儿在使用时要严格注意使用的累积剂量。

19.进行环孢素治疗时会有什么不良反应？

患儿在应用环孢素治疗期间会发生一些不良反应，主要包括以下几个方面：

（1）患儿会出现肾功能损害：在治疗的最初几周内可能出现血肌酐和尿素氮水平增高，这些肾功能改变是剂量依赖性的，并且是可逆的，当剂量减少时会恢复。长期用药有可能会发生肾间质、肾小管的组织结构变化，以及不可逆的慢性肾功能减退。

（2）患儿会出现肝功能损害、肝酶升高、胆汁淤积。

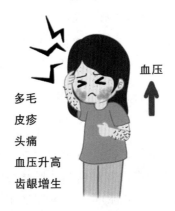

（3）与其他免疫抑制剂一样，在使用环孢素治疗过程中，细菌、寄生虫、病毒和真菌感染的发生风险增加。因此，在服药期间应注意患儿感染的情况。

（4）患儿可能会出现牙龈增生、溃疡、出血等，牙龈增生一般可在停药 6 个月后消失。

（5）患儿可能会出现消化道不良反应，较常见的有厌食、恶心、呕吐等胃肠道反应。

（6）患儿可能会出现皮疹、多毛症、感觉异常、头痛、震颤、血压升高等。

20.在进行环孢素治疗期间，患儿需要注意什么？

（1）服用方法：胶囊应整粒吞服。液体环孢素的服用方法如下：针管吸出后可直接滴入口中服用；对于服药困难者，在针管吸出后，可倒进一小勺稀饭、牛奶、果汁（葡萄柚汁除外）中服用；用过的针管应放回原处，不可用水或其他溶液清洗，以免后期使用时造成药液浑浊。在未进行治疗监测的情况下，应避免擅自在不同商品名或制剂的环孢素之间转换使用。如需转换，应通知医生。

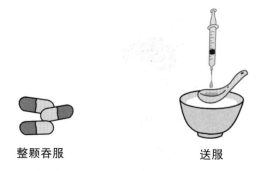

整颗吞服　　　　　　　送服

（2）环孢素的服用时间以及与饮食的关系应固定，如果服药时间不固定，有可能造成药物浓度产生较大波动。医生需要根据患儿的血药浓度判断有效药物浓度，而为了达到稳定的血药浓度，服药间隔时间多在 12 小时。

（3）定期监测血药浓度，服用环孢素需要抽血查血液中的环孢素浓度，根据血液浓度，遵照医生的医嘱来调整用药剂量。环孢素血药浓度分为谷浓度和峰浓度。谷浓度为服药前最低的血药浓度，应该在早晨服药前抽血。也就是说，如果服药时间为早 8 点和晚 8 点，应该在早晨 8 点服药前抽血。如果延迟太多，如 10 点抽血，浓度就会偏低；如果在早晨服药后抽血，浓度就会偏高，影响医生的判断。峰浓度一般指服药后 2 小时的血药浓度，即一天内最高值。

（4）注意药物、食物之间相互作用，如葡萄柚和葡萄柚汁会影响环孢素的代谢。另外，环孢素与一些药物会有相互作用，有些药物会影响环孢素的治疗效果，有些药物则会增加环孢素的不良反应，如西咪替丁、地尔硫卓、红霉素、酮康唑等与之合用，可增加环孢素的血浆浓度，从而使其肝肾毒性增加，而利福平、卡马西平、苯巴比妥等药物可加快环孢素在肝内的代谢，从而使其血药浓度迅速下降。

21.进行他克莫司治疗时会有什么不良反应？

他克莫司治疗常见不良反应包括以下几个方面：

（1）肾损害：他克莫司具有一定的肾毒性，可以导致肾间质小管的损伤，用药期间需检测药物浓度及肾功能。

（2）影响心血管系统：造成高血压、缺血性冠状动脉疾病及心动过速。

（3）神经系统异常：包括震颤、头痛、癫痫发作、意识障碍、感觉异常等。

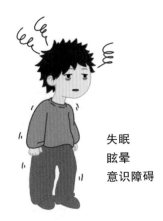

失眠
眩晕
意识障碍

（4）影响消化系统：造成腹泻、恶心、肝功能异常。

（5）代谢和营养异常：造成高血糖、糖尿病和高钾血症。

（6）感染：与其他强效免疫抑制剂一样，服用他克莫司的患者，感染的风险增加，已有的感染可能会加重，也可能发生全身感染或局部感染。

（7）其他不良反应：包括失眠、焦虑、骨髓抑制、皮疹、视力模糊、畏光、耳鸣等。

22.在进行他克莫司治疗期间，患儿需要注意些什么？

（1）空腹服用：他克莫司主要采用口服给药，在全消化道均可吸收。食物可影响他克莫司吸收速率和程度，尤其高脂饮食影响较大。因此，建议空腹服用他克莫司，整粒吞服，温水送服，不要咀嚼、掰开或压碎。空腹是指餐前 1 小时或餐后 2～3 小时。

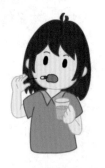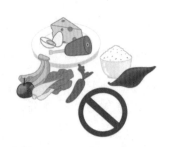

（2）每天固定服药时间：服药时间的准确是保证他克莫司血药浓度稳定的关键。建议家长安排好孩子每天吃药的时间，尽量固定，每日服药 2 次，间隔时间 12 小时（如早上 8:00 和晚上 8:00 服药），尽量不要漏服。

（3）定期监测血药浓度，遵循正确的采血时间：口服给药时，采血时间应在给药后 12 小时左右，即下次服药前（测谷浓度）。如每天早 8 点和晚 8 点服药，可选择早上 8 点或晚上 8 点服药前采样，时间越接近越好。采血时间应至少在连续服药 4～5 天后。

（4）不要频繁更换监测地点及厂家：他克莫司血药浓度监测的仪器不同，结果会不一致，建议尽量固定在一家医院测定血药浓度。不同品牌的他克莫司在药物起效、代谢等方面存在差异。

（5）注意药物之间相互作用和食物影响：他克莫司可与 150 多种药物发生相互作用。因此，患儿在就诊时一定要主动告诉医生既往疾病史以及目前正在使用的药物，在治疗过程中不要随意联合使用其他药物。另外，服用他克莫司期间应注意避免食用影响他克莫司血药浓度的食物，如不能摄入葡萄柚以及各种含有柚子汁成分的饮品。

（6）警惕药物不良反应。

23.进行吗替麦考酚酯治疗时会有什么不良反应？

吗替麦考酚酯是麦考酚酸的酯类衍生物，目前应用于儿童狼疮性肾炎、难治性肾病、紫癜性肾炎等疾病的治疗中。虽然吗替麦考酚酯在儿童肾脏疾病的治疗中应用广泛，但仍有一定不良反应，主要包括以下方面：

（1）感染：大剂量吗替麦考酚酯治疗过程中可合并各种细菌感染，病毒感染多为巨细胞病毒、疱疹病毒等感染，也可导致肺孢子菌、曲霉菌等真菌感染。

（2）胃肠道症状：空腹服用可出现腹泻、腹胀、腹痛等，多在减量后好转，然后仍可逐渐加至原剂量。

（3）骨髓抑制：可有白细胞减少，个别患儿可出现贫血，减量后可恢复，但较快出现的严重贫血则应及时停药，血小板减少罕见。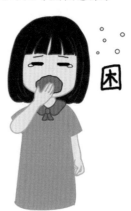

（4）神经系统：部分患儿可出现头痛、头晕、嗜睡、焦虑等。

（5）其他不良反应：个别患儿可出现一过性谷丙转氨酶升高，如不伴有黄疸，可观察并继续用药，多可在二到四周恢复至正常。

24.在进行吗替麦考酚酯治疗期间,患儿需要注意什么?

(1)用药过程中注意记录出入量,观察有无胃肠道等不良反应,多吃易消化的食物,避免辛辣等刺激性强的食物。同时,家长应注意观察患儿有无头痛、头晕等不适。

(2)患儿应空腹服药,用药过程中,如无不良反应出现,应每月定期检查血常规和肝肾功能;出现轻度异常时,应至少每周检查一次,直到恢复正常后再改为每月一次;半年内无不良反应者,可每三个月检查一次。

25.利妥昔单抗治疗有什么不良反应?

利妥昔单抗在治疗难治性肾脏疾病中起到了重要作用。但由于利妥昔单抗含有部分鼠源蛋白结构,应用时患儿易发生不良反应,相关不良反应分为输注相关性不良反应和迟发性不良反应。输注相关不良反应主要在用药后 10 分钟到 4 小时内最常见,常见症状为发热、寒战、皮疹、皮肤瘙痒等。迟发性不良反应主要是各种感染、各种血细胞减少等。

26.利妥昔单抗治疗期间需要注意些什么?

因利妥昔单抗价格较高,加之有一定不良反应,因此用药前应严格掌握适应证和排除各种感染等禁忌证方可应用。为防止过敏反应的发生,应用前半小时需给予抗过敏药物,用药时需现用现配,严格遵守无菌原则,配液过程中避免剧烈震荡药液,避免产生泡沫。利妥昔单抗不良反应多发生于用药 1 小时内,与药物进入人体激活体内抗体,启动免疫系统,从而释放炎症介质,刺激体内功能系统而引起超敏及过敏反应有关。因此,在输注中应采用输液泵,严格控制输注速度,避光输注,用药前 1 小时给予患者心电监测,确保孩子生命体征无异常后用药,且心电监测持续至用药结束后 2 小时。注意监测血压,巡视过程中还应观察孩子面色、皮肤、呼吸形态、意识状况等变化。如出现任何异常,及时予以对症处理。针对首次用药出现过敏反应的孩子,如需再次用药,需加强预防不良反应的护理。用药前应充分了解孩子的用药过敏史,如首次用药剂量、用药速度、过敏反应发生的时间等。再次用药时应加强病房巡视,以便及时发现问题。再次用药时,输注滴速应低于首次用药滴速,如果孩子未出现异常,可适当调快滴速。

因用药后患儿 B 细胞免疫功能低下,应尤其注意预防感染,动态监测各炎性指标、肝肾功能，同时应预防交叉感染，保持口腔及会阴部位卫生。

27.血压不高的肾脏病患儿为什么要吃降压药?

尿蛋白是肾脏疾病最常见的表现之一，一些降压药物因具有降低尿蛋白的作用，因此广泛应用于肾脏疾病的治疗中。肾内科常用的具有降尿蛋白作用的降压药包括两类：一类是血管紧张素转换酶抑制剂（ACEI），如卡托普利（1代）、贝那普利（2代）、福辛普利和培哚普利（3代）等；另一类是血管紧张素-2受体拮抗剂（ARB），名称中带"沙坦"二字，如氯沙坦、厄贝沙坦、缬沙坦、坎地沙坦等。这两类药物作为降压药问世，后来被批准用于慢性肾脏病的治疗，两者都有降低肾脏高压的功效，可以显著降低患儿的蛋白尿，并且有延缓肾小球硬化和肾小管间质纤维化的作用，可以延缓肾脏病的进展。因此，即使血压正常的肾脏病患儿，也可以应用这类药物降尿蛋白，但平时要注意防止体位性低血压的发生。如果血压低于正常值的下限，可考虑减量或停用。这类药物一定要在医生的指导下应用，注意监测肾功能和血钾变化。

28.为什么医生会要求肾脏病患儿控制液体入量?

健康的肾可以通过清除血液中过量的水分来保持体液平衡。但是，当肾出了问题以后，肾调节体液平衡的功能出现"障碍"，特别是出现尿量减少时，如再不加限制地饮水，它们就会积聚在体内，造成水肿、血压升高，甚至影响心功能。而且，一些肾脏疾病患儿进入慢性阶段，或随着病情的发展出现了心力衰竭，那么水的排泄量会进一步减少，所以在这种情况下也务必要严格限制水的摄入量。但也不要盲目地限制，不然可能会导致体内的水分摄入不足。有的肾脏病患儿进入了终末期阶段，可能会出现少尿或无尿，在出现这些状况之前，保留盐和水分的能力已经受到了损伤，在这种情况下也不要过于盲目地限制水的摄入，不然会让肾脏的功能出现进一步的恶化，应该根据情况适当地补充丢失的水分。

29.哪些肾脏病患儿需要服用利尿剂?

在儿科肾脏疾病中，利尿剂的正确选择和合理使用不仅有助于提高药物的疗效，并可减少或防止不良反应的发生。在患儿出现肾性水肿时，需要使用利尿剂，肾性水肿常见于肾病综合征及急性或慢性肾炎等肾小球疾病。虽然利尿剂在儿童肾脏疾病的治疗中应用较多，但应遵循医嘱，不能擅自使用。

30.肾脏病患儿能不能服用一些增强免疫力的药物？

肾脏病患儿由于疾病本身的因素以及激素和免疫抑制剂的使用，导致免疫功能低下，容易罹患各种感染。因此，免疫调节剂可以作为辅助治疗用药，减少感染的发生。医生会根据患儿的情况适当选择免疫调节药物，让患儿的免疫状况达到平衡状态。当然，肾脏病患儿也可以多吃抗氧化食物、保证充足睡眠、保持乐观心态、适当运动等，以提高自身免疫力。

31.什么是透析治疗？

透析是利用小分子经过半透膜扩散到水（或缓冲液）的原理，将小分子和生物大分子分开的一种分离纯化技术。透析治疗是使体液内的成分（溶质或水分）通过半透膜排出体外的治疗。通俗来讲，就是把疾病状态时体内过多的或有害的物质通过半透膜排出体外以达到治疗目的。

32.什么是腹膜透析？

腹膜透析简称"腹透"，是利用患者自身腹膜的半透膜特性，规律、定时地向腹腔内灌入透析液，腹膜两侧存在溶质的浓度梯度差，通过弥散作用，高浓度一侧的溶质向低浓度一侧移动，同时通过渗透作用，水分从低渗一侧向高渗一侧移动，以清除体内潴留的代谢产物，纠正电解质和酸碱失衡，滤出过多水分。

腹膜透析是一种肾脏替代治疗方法，是治疗终末期肾病的有效治疗方法，其操作相对简便，可对中小分子物质进行清除，能够较好地保存残余肾功能，且对心脑血管功能影响小，可居家使用，在终末期肾病患者中应用较广泛。

33.得了尿毒症要立刻透析吗？

得了尿毒症不一定就要立刻透析。患儿个体之间的最佳透析时间各不相同，不仅需要评估肾函数、流体状态和生化异常，还包括生理和心理的因素。例如，一些孩子可以通过饮食和药物把病情控制得非常好，即使肾功能比较差，也能继续保持良好的长期生存。对于结构性肾功能异常的儿童，肾功能可以多年保持稳定，不过常常多尿。

34.居家腹膜透析时应该注意哪些问题？

（1）保持干净的透析环境：房间光线要充足，操作前用 75％酒精擦拭操作台面、湿扫地面;在透析时不能有宠物在放置透析物品的房间里;房间内要有紫外线灯管,每天操作前、结束后消毒 45 分钟;操作时要关闭门窗、电风扇、空调。

(2)腹膜操作的注意事项:换药时,操作者和患儿都要戴好口罩,要注意规范洗手,保持手的卫生;出口有结痂时不要强行揭掉,要待其自行脱落。结痂较厚时可用生理盐水将结痂处软化,再慢慢脱落。患儿平时可以淋浴,不能坐浴,沐浴时用洗澡保护袋保护出口处,沐浴后需要立即换药;操作时尽量减少对管子的牵拉,结束后用腰带固定好腹透导管。如出口处红、肿、痛,有分泌物,可能为出口处感染,请及时联系腹透中心。

(3)保持健康饮食:给予易消化、高热量、富含 B 族维生素的饮食,宜摄入低钾食物,少食高钾食物,多食优质蛋白,并避免食用过多的糖及甜食。

(4)合理用药:按时、按量服用药物,不得自行停药、改药。

(5)做好病情记录:每天记录引流液色、质、量情况,定时监测血压并记录。如患儿出现发热、引流液浑浊、血压异常等情况,应及时就医。

(6)异常情况的处理:

1)发生腹膜炎:腹膜炎的表现有腹痛、发热、寒战、引流液像淘米水样等,应立即停止腹膜透析,及时就医。

2)导管破损或脱落:立即停止腹膜透析,用蓝夹子在破损处的上方夹闭管路,及时就医。

3)6 寸短管或钛接头处松脱或渗漏:夹闭腹透管,用 2～3 层纱布包裹腹膜透析管,用蓝夹子夹在纱布包裹上方,及时就医。

(7)定期门诊随访和评估,如有异常情况,及时联系腹膜透析中心。

35.肾移植是怎么回事?

肾移植俗称"换肾",就是将供者的肾脏通过手术移植给有肾脏病变并丧失肾脏功能的患者,从而恢复患者的肾脏功能。一般来说,人体有左右两个肾脏,通常一个肾脏就可以满足正常的代谢需求。当双侧肾脏功能均丧失时,肾移植是最理想的治疗方法。慢性肾功能不全发展至终末期肾病时,可以用肾脏移植的方法来进行治疗。肾移植因其供肾不同,可以分为自体肾移植、同种异体肾移植和异种肾移植,习惯上把同种异体肾移植简称为"肾移植"。成功的肾移植可以让患者全面恢复肾脏功能,相比于透析患者的生活质量更好,维持治疗的费用更低,存活率也更高,成为终末期肾病患者首选的治疗方式。各种原因导致的终末期肾病都可以考虑肾移植,但肾移植前需要全面评估患者的状态,包括心肺功能、预期寿命,以及是否合并活动性感染、是否存在新发或者复发的恶性肿瘤等。

36.父母的肾可以移植给孩子吗?

活体肾移植的捐肾者一般都是亲属,因此父母的肾是可以移植给孩子的。亲肾移植的预后优于尸肾移植。亲肾移植的优点包括较低的延迟移植肾功能发生率、较高的长期移植物存活率以及可以避免透析(先前无透析的肾移植)或缩短透析的时间(因为移植的时间是事先决定的)。这些优点可能会减少透析相关的并发症,如生长障碍。研究数据表明,若供肾是优质、无急性肾小管坏死的成人肾,则儿童肾移植后存活率很高(尤其对不超过 6 岁的儿童而言)。

儿童移植肾的半衰期甚至优于成人的"金标准",如 0~2.5 岁儿童移植 1 年后,预期移植肾存活的半衰期为 26.3 年;2.5~5 岁儿童移植 1 年后,预期移植肾存活的半衰期为 29.3 年;而 19~45 岁 HLA 匹配的成人兄弟姐妹间的预期移植肾存活的半衰期为 23.3 年。活体供肾者须知晓潜在的风险,3% 的供者可能发生术后并发症,包括疼痛、脓肿和血肿,但供者的死亡率很低。器官共享联合网(UNOS)分析数据显示,活体供肾的手术死亡率仅为 0.04%;供者肾衰竭的概率为 0.10%,需要透析或肾移植的概率为 0.52%。

一般来说,父母供肾占活体供肾的 80%,兄弟姐妹、其他家庭成员或朋友供肾占 20%。活体供肾者必须身体完全健康、双侧肾功能健全、无传染病、无肾血管异常、心理健康,且通过医学评估。医学评估的目的是尽可能减少术后并发症和病死率,减少尿毒症和相关并发症的风险。

(孙书珍 余丽春 宋涵 郭海艳 刘小梅 程娜 王丹 栾春丽 许艺怀
朱艳姬)

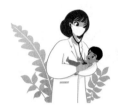

儿童泌尿系统疾病的营养指导及护理

1.肾脏病患儿在饮食方面应该注意什么？

（1）家长应给予患儿优质蛋白饮食，其中，动物蛋白质中鱼类蛋白质最好，植物蛋白质中大豆蛋白质最好。肾病综合征并伴有水肿和高血压的患儿应吃低盐优质蛋白食物，食盐每日摄入量不超过 2 克（可使用限盐勺称量盐的重量）。患儿血压正常、水肿消退、血浆蛋白升高并接近正常时，可恢复普通饮食。

（2）家长应给予患儿低脂饮食。肾病综合征患儿常有高脂血症，可引起动脉硬化及肾小球损伤、硬化等，因此应进食含脂类物质，尤其是甘油三酯、胆固醇比例较少的食物，避免食用动物内脏、脑髓、脊髓、蛋黄、肥肉、动物油、奶油、花生等高胆固醇、高脂食物。

（3）家长应限制患儿的水分摄入。若患儿每天尿量达正常尿量，一般不需严格限水，但不可过多饮水。有严重水肿者需限制水的摄入，应量出为入。

（4）注意微量元素的补充。由于肾病综合征患儿肾小球基底膜的通透性增加，尿中除丢失大量蛋白质外，还同时丢失与蛋白结合的某些微量元素及激素，致使人体钙、镁、锌、铁等元素缺乏，应给予适当补充。一般可进食维生素及微量元素丰富的蔬菜、水果、杂粮、海产品等。

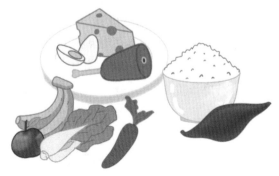

2.肾脏病患儿能吃鸡蛋吗?

肾脏病患儿当然可以吃鸡蛋。鸡蛋有丰富的营养成分,如维生素、脂肪、矿物质。肾脏病患儿能否吃鸡蛋一直备受争议,就是因为蛋黄中含有较多的胆固醇。其实,肾脏科医生指出,只吃蛋清,少吃或不吃蛋黄,患儿每日吃一个鸡蛋是无须担心的。

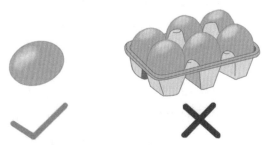

3.得了肾脏病是否都要忌盐?

不是所有肾脏病患儿都需要忌盐,需要根据患儿水肿的情况调节饮食中的食盐含量。

肾病综合征的患儿由于蛋白质从肾脏大量丢失,导致血中的蛋白降低。而血中蛋白质的重要作用就是吸纳水分在血管内,在其降低了以后,水分不能吸纳在血管内,就会渗透到外周,于是就引起了水肿。存在水肿的患儿如果吃得太咸,会引起水钠潴留,加重水肿,并可能诱发急性左心衰,此时应给予低盐优质蛋白饮食,食盐每日摄入量不超过 2 克。在患儿水肿消退、血浆蛋白升高并接近正常时,可恢复正常饮食。

需要家长注意的是,低盐并不是无盐,钠离子是维持体内电解质平衡的关键,过度限制盐的摄入会导致血清钠含量过低,造成低血钠,使患儿出现食欲不振、四肢无力、眩晕等现象,严重者还会出现厌食、恶心、呕吐、心率加速、脉搏细速等症状。而且,如果盐摄入不足,身体为了达到平衡,会从骨骼或肌肉中"抽取"盐分并增加尿量以减少体内的水分。此时,身体缺盐和缺水,会出现乏力、抽筋等症状,时间过长会出现骨质疏松。

4.肾脏病患儿能吃豆制品吗?

肾脏病患儿可以吃豆制品。大豆按照皮的颜色可分为黄豆、黑豆、青豆。

豆制品是由大豆类作为原料加工的发酵或者非发酵食品,如豆浆、豆腐、豆腐干、豆腐皮、豆腐脑等。我们经常接触的绿豆、红豆、蚕豆、豌豆、芸豆等都不属于大豆,而是属于杂豆类,所以这些原料制作的食物不是豆制品。

虽然豆制品是植物蛋白,却含有较多的必需氨基酸,是优质蛋白,有以下几个优点:

(1)豆制品在制作过程中,大豆中的抗营养因素被去除,吃了不容易胀气,并且在制作的过程中,嘌呤也被去除了不少,因此经常进食豆制品还可以改善脂肪代谢,减少氮质废物的产生,对于慢性肾脏病患儿非常有利。

(2)大豆蛋白的胆固醇含量也远远低于肉类,大豆甾醇的摄入能够阻碍胆固醇的吸收,改善胆固醇代谢,降低炎性反应,对于肾脏病患儿也非常有益。

(3)豆制品不但磷吸收率低,还能补钙。肾脏病患儿肾脏排泄废物的能力减弱,磷酸盐在体内堆积,会影响患儿骨骼和心血管的健康。而豆制品的磷吸收率就非常低,很容易就被肠道排掉。另外,豆制品中还含有丰富的钙质,如100克豆腐中含有约150毫克钙。

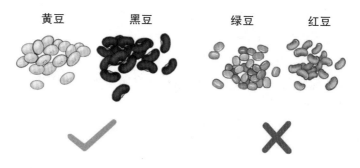

5.肾脏病患儿为什么要补钙?

肾脏除了排泄作用外,还具有内分泌作用,机体所需的一些激素和生物活性物质都是肾脏分泌的,其中就包括活性维生素 D。也就是说如果肾脏出了问题,人体内活性维生素 D 的水平也会下降,这样机体就容易出现骨质疏松,对于儿童而言,就会出现体格发育滞后,可能还会引起矮小症。

另外,部分肾脏疾病患儿需要接受糖皮质激素治疗,长期应用糖皮质激素会减少肠道对于钙的吸收,增加尿钙排泄,引起骨质流失,最常见的不良反应就是骨质疏松,严重时还能引起骨折或者股骨头坏死。

综上所述,很多肾脏病患儿需要补钙,具体方法如下:

(1)多吃富钙的食物,如奶制品、绿叶蔬菜、豆制品。

（2）进行适当锻炼。很多家长认为得了肾脏病就需要卧床休息，不能过多运动，甚至不让患儿出门，这些做法都是不妥的。适当的运动对于骨骼的健康是非常有益的，可以让患儿进行适当的慢走、慢跑。

（3）医生通常会给肾脏病患儿使用钙剂和维生素 D，如碳酸钙、骨化三醇等药物治疗。许多研究都表明，在使用糖皮质激素的过程中，钙剂联合维生素 D治疗可以有效提高骨密度，预防骨质疏松。因此，肾脏病患儿一定要遵照医嘱按时按量补充钙剂和维生素 D。

6.孩子得了过敏性紫癜需要忌口吗？

孩子得过敏性紫癜是因为对某些东西过敏吗？在饮食上需要忌口吗？可以吃海鲜吗？这是很多过敏性紫癜患儿的家长问得最多的几个问题。

事实上，食物或药物等过敏原只是少部分过敏性紫癜患儿的一个可能的病因而已。2012 年，国际上将"过敏性紫癜"正式更名为"IgA 血管炎"，因为它是IgA 沉积相关的免疫介导性血管炎。因此，过敏性紫癜跟过不过敏其实没有太大关系。如孩子既往不存在食物过敏的情况，则饮食上不需要特殊忌口。

需要注意的是，当过敏性紫癜患儿出现胃肠道症状时，需要根据患儿的情况给予合理的饮食。患儿在疾病急性期出现腹部不适时，需要给予半流质或流质饮食，禁食辛辣刺激、生、冷、硬的食物；存在胃肠道出血的症状时，需要禁食，同时给予静脉营养，提供机体所需的能量。

7.孩子得了系统性红斑狼疮需要忌口吗？

系统性红斑狼疮是一种自身免疫性疾病，有证据表明，一些饮食和营养素具有抗氧化、抗炎和免疫调节作用，而有一些食物也可以诱发或加重病情，所以孩子得了系统性红斑狼疮除了积极治疗之外，应该合理饮食，饮食调护也是疾病治疗的一部分。

饮食上应该遵循低热量、低蛋白的饮食习惯，多食富含膳食纤维、姜黄素（生姜、咖喱、芥末、胡萝卜、番茄等）、不饱和脂肪酸（深海鱼类、鱼油、亚麻籽油）、维生素 D、矿物质和多酚的食物。而有些食物虽然含有丰富的营养，但是对于患系统性红斑狼疮的孩子来说，却应该控制食用，主要包括以下几种：

（1）肉类，包括羊肉、狗肉、马肉、鹿肉和驴肉等，它们可以诱发或者加重病情，应当忌食。

（2）香菇、芹菜、苜蓿等食物可能增加皮肤对光的敏感性，加重皮肤红斑，也应当忌食。

(3)海虾、螃蟹等易导致过敏的食物,在食用时需要注意过敏反应的发生,如有过敏,则以后应忌食。

(4)应当少吃胡椒、辣椒等辛辣刺激性的食物。

(5)高脂肪食物,如肥肉、动物油、动物内脏等,应当少吃或不吃。

(6)部分中药材可能会加重肾脏负担,用药时应遵循医嘱。

8.肾功能不全的患儿在膳食中应注意什么?

饮食和营养是肾功能不全疾病治疗中的重要组成部分,尤其对于处于生长发育期的患儿,更为重要。因患儿浓缩尿液的功能差,常有多尿,故一般不必限制水分摄入,而以患儿的口渴感为准,渴了就喝,不渴不喝,但不鼓励多饮水。若患儿出现水肿、高血压、少尿,则应控制摄入量,限制水分摄入。另外,肾功能不全的患儿应选择低盐、低钾、低磷、低蛋白(优质蛋白)、富含维生素的食物,尽可能供给足够的能量,减少体内蛋白质的消耗。

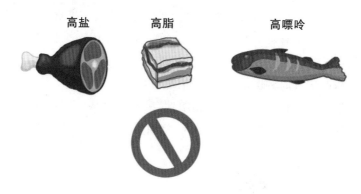

高盐　　　高脂　　　高嘌呤

9.如何对肾脏病患儿进行家庭护理?

(1)家长应根据医嘱按时复诊,学会正确留取患儿各种尿标本,以及学会使用尿蛋白试纸测量清晨尿蛋白并记录,复诊时供医生参考。

(2)家长应帮助孩子养成良好的生活习惯,定时淋浴或擦浴、勤剪指甲、勤换内衣裤,保持良好的卫生习惯,如每日用干净的清水进行会阴部清洁、饭后漱口等;还要注意家庭居室的清洁卫生,少去人员聚集的场所,避免接触感染人群,预防感染的发生。

(3)肾脏疾病多数呈慢性病程,患儿常需长期口服药物治疗。在家庭护理中,家长需注意遵照医嘱按时服药,对于年长儿,家长应注意每日检查孩子的服药情况,确定没有漏服或误服药物的情况。

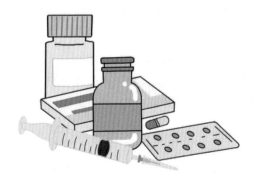

（4）家长应多多关注肾脏病患儿的病情变化,若患儿出现精神不振、水肿、少尿、呕吐、腹痛、腹泻等不适症状,需及时到医院就诊。另外,肾脏疾病患儿常常伴有高血压,家长需要注意监测血压,并记录好。

10.患儿出现血尿时,家长该如何护理?

（1）患儿及家长应注意,饮食因素也会影响尿液颜色,进食一些颜色重的水果,如红心火龙果后,有可能会出现尿色发红,停止食用这类食物后,尿色发红情况即可缓解,因此患儿及家长应注意甄别。如排除上述情况,患儿出现尿色发红或茶色尿时应及时到医院就诊,积极配合检查与治疗。

（2）家长应嘱患儿多饮水,少吃刺激性食物,如辣椒、蒜等,应进食高热量、软质食物。明确为肾炎引起血尿的患儿,饮食中应减少盐分摄入,给予适当的优质蛋白质。

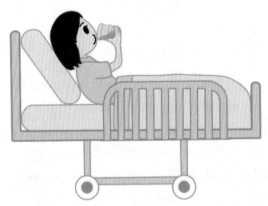

（3）患儿血尿严重时应卧床休息,剧烈运动会使血尿加重。家长还要注意观察患儿的病情变化,如体温、面色、水肿情况、尿量、血尿颜色、是否有尿路刺

激症状等,并注意预防感染。

(4)患儿出现血尿时,病因未明确前,家长应避免盲目使用止血药物等治疗。

11.患儿出现水肿时家长该如何护理?

(1)肾病综合征的患儿伴有高度水肿时应注意卧床休息,待病情缓解后再逐渐增加活动量,避免血栓形成。患儿为轻至中度水肿时一般不需要卧床休息,但应避免剧烈活动。下肢水肿明显的患儿,可以抬高下肢。

(2)肾病综合征患儿伴有水肿时,应给予低盐优质蛋白饮食,食盐每日摄入量不超过 2 克,水肿消退时可恢复普通饮食。

(3)限制水分的摄入,若患儿每天尿量达正常尿量,一般不需严格限水,但不可过多饮水。出现严重水肿者需严格记录 24 小时尿量及出入量,限制水的摄入,应量出为入,严密观察小便量、颜色、性状。

(4)家长应测量患儿体重,观察水肿的消长情况。高度水肿的患儿应每日测空腹体重和腹围,中度水肿的患儿应每周测体重 2～3 次,轻度水肿的患儿应每周测体重 1 次并记录。

(5)对阴囊水肿的患儿,在下床活动时应用三角巾托起阴囊,防止阴囊下坠,加重水肿或摩擦而致损伤。阴囊重度水肿的患儿应注意卧床休息,取平卧或半卧位,两腿自然分开,阴囊下置毛巾或棉垫托起阴囊,减轻阴囊下坠不适;翻身侧卧时将阴囊置于舒适位置,双膝间垫软枕,避免阴囊受压;出现渗液或破溃时,用生理盐水清洗创面后进行吹干,行局部理疗,并在创面涂紫草油促进愈合。

12.患儿出现皮肤渗液时家长该如何护理?

(1)家长应定时擦拭患儿,保持其皮肤清洁,预防感染。给患儿穿柔软、宽松的衣服。

(2)患儿皮肤出现破损感染时,家长应每日用碘伏清洗创面后涂抹紫草油并以无菌纱布包扎以保护创面,促进创面愈合。

(3)家长应遵医嘱对患儿使用利尿剂,以减轻患儿的水肿及渗液。

13.患儿出现下肢血栓,家长该如何护理?

(1)一般护理:家长可帮助患儿抬高患肢 20～30 度,膝关节屈曲 15 度,患儿床上活动时应避免动作过大,避免用力排便,以防血栓脱落。家长应严密观察患肢肿胀程度、末梢循环、色泽变化,每日测量并记录患肢不同平面周径,并与以前记录和健侧周径相比较。由于患肢血液循环差,受压后易引起褥疮,家长可将厚约10厘米的软枕垫于患儿的患肢下。

(2)合理活动:卧床的患儿应至少每2小时翻身1次,家长应鼓励并督促其在床上主动伸屈健侧下肢,做屈趾、背屈、内外翻以及足踝的翻转运动,家长也可按摩患侧下肢比目鱼肌和腓肠肌。

(3)密切观察生命体征:家长应观察患儿有无头痛、眩晕、意识及瞳孔改变,有无咯血、胸闷,有无一侧肢体肿胀、皮温下降、动脉搏动减弱等变化,若出现上述情况,应及时就医。

(4)有效使用抗凝剂和血小板抑制剂等,注意观察药物疗效及不良反应。

14.患儿出现高血压时,家长该如何护理?

(1)坚持服药:患儿应遵医嘱坚持服用降压药,使血压逐步控制在正常范围内,绝不可时服时停。时服时停不但不能控制血压,还会诱发脑出血等并发症。因此,患儿应在医生指导下坚持按时服药。

(2)合理饮食:患儿应选用低盐、低热能、低脂、低胆固醇的清淡易消化饮食,并应控制咖啡、浓茶等刺激性饮料的摄入。对服用排钾利尿剂的患儿,应注意补充含钾高的食物,如蘑菇、香蕉、橘子等。肥胖者应限制热能摄入,将体重控制在理想范围之内。

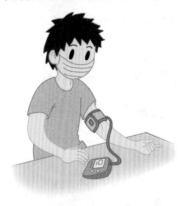

(3)适当运动:提倡患儿进行适当的体育活动,如慢跑、散步、乒乓球等,但需注意劳逸结合,避免时间过长的剧烈活动。严重的高血压患儿应卧床休息,高血压危象者则应绝对卧床,并需在医院内进行观察。

(4)保证情绪稳定:消除紧张情绪,保持良好心境。避免精神过度紧张的刺激,如学习负担过重、看充斥着恐怖或惊骇性内容的电视及电影等。

15.护理尿路感染的患儿时家长应该注意些什么?

(1)养成良好的卫生习惯:注重个人卫生,保持会阴部清洁,便后冲洗外阴。

男性患儿要将包皮翻开清洗,如有严重的包茎、排尿不畅,要及时治疗;女性患儿排尿后,家长擦拭的方向应由前向后(从外阴处向肛门处擦洗),当擦拭方向不对时,容易把细菌带进尿道内而引起感染。患儿不宜穿开裆裤,若年龄过小,可勤换尿布。

(2)居家管理:①家长应观察患儿体温变化,尿道口是否发红,小便时有无哭闹,如有异常,应及时就医。②定期复查尿常规和尿培养,以了解病情变化和治疗效果。③家长学会正确留取尿标本:检查尿常规时以留取晨尿为宜,检查尿培养时,尿液留取前清洁、消毒尿道口,取中段尿置于尿标本瓶中;尿标本要2小时内送检,月经期、混入大便的尿标本不可送检,以免影响尿检结果。④家长应嘱患儿多饮水、勤排尿,促进炎性产物排出。⑤患儿的饮食宜清淡、避免辛辣,并且患儿应注意休息,避免劳累。

16.护理肾穿刺术后的患儿时家长应该注意些什么?

■ 合理休息要做到

(1)患儿在术后应平卧,术后4~6小时后可在床上翻身,避免腰部受力,并在床上大小便。若患儿24小时后未出现肉眼血尿或血尿情况加重,可以下床轻微活动。

(2)术后1周内,患儿可进行室内轻体力活动。

(3)1个月内患儿应避免剧烈活动,3个月内患儿避免重体力劳动,避免提、搬重物。

■ 术后健康饮食要知晓

(1)病情允许的情况下,家长应鼓励患儿少量多次饮水,多排尿。

(2)饮食要清淡易消化,避免油腻、刺激性或辛辣的食物。

■ 病情观察要到位

(1)家长应在术后监测孩子的生命体征,观察面色、血压、尿液颜色、腰腹部症状等。

(2)保持患儿皮肤清洁、干燥,家长应观察伤口有无渗血、渗液。

(3)若患儿出现腰腹部疼痛、肉眼血尿或血尿情况加重等不适,要及时告知医生,必要时行B超检查,观察是否存在肾出血或肾周血肿。如果患儿出现肉眼血尿或血尿情况加重,家长不要惊慌,一般可在1~2周内自行消失。肉眼血尿发生率为20%~23%,持续1~3日即转为镜下血尿,但约0.5%的病例可持续2~3周,需延长患儿的卧床时间,加用止血药物,鼓励孩子多饮水,以排出输尿管中残留血块。

（4）患儿应避免用力咳嗽，保持大便通畅，以免腹压增加而诱发出血，且术后 3 天内不能淋浴或盆浴，避免伤口感染。

17.如何居家护理血液透析患儿？

维持性血液透析在临床上应用广泛，是终末期肾病替代治疗的方法之一。然而，常因家长缺乏相关知识，而出现因护理不当引起的透析意外。因此，做好血液透析儿童的居家指导，对于提高透析效果、改善患儿生存质量具有重要价值，具体方法如下：

■ 合理饮食

（1）患儿应摄入低蛋白及优质蛋白饮食：终末期肾脏病的患儿应摄入低蛋白饮食，减少肾脏负担，避免氮质血症加重，但是仍可少量进食富含优质蛋白质的食物，如牛奶、鸡蛋、瘦肉、鱼类等。

（2）患儿应进行低盐饮食：患儿应减少食用酱油、味精及腌制食品。有严重高血压、水肿或血钠较高者，每日食盐摄入量不超过 2 克。

（3）患儿应进行低磷饮食：避免磷含量高的食物，如干果、蘑菇、内脏、乳酪等。

（4）患儿应避免摄入含钾高的食物：如香蕉、黄豆、海带等。

（5）患儿应限制饮水：终末期肾病的患儿存在少尿或无尿时，应严格限制摄入水量，否则可能导致水肿、高血压，严重时可出现肺水肿、脑水肿、心力衰竭等危及生命的情况。

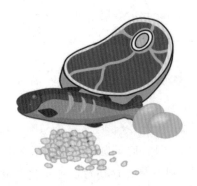

■ 导管的维护

（1）导管要妥善固定，保持穿刺处清洁干燥，避免盆浴。

（2）家长应观察穿刺处有无红肿、渗血、渗液或脓性分泌物等情况，如发现异常,应及时到医院处理。

(3)患儿应禁止剧烈活动,以防导管脱出、弯折、受压,睡觉时取健侧卧位或平卧位,防止导管移位;避免用力咳嗽、打喷嚏,以免腹压过大,导管脱出。股静脉置管的患儿要减少步行、长时间坐位、蹲厕、长时间屈膝,以免导管弯曲阻塞。颈静脉置管时不宜剧烈转动头部,尽量穿开襟上衣,动作幅度要小。

(4)若导管意外脱出,家长应立即用清洁纱布压迫止血、及时就医,切记不能重新插入,以免发生感染。

■ 合理透析,定期复查

家长应每日监测患儿的血压、体重,体重增长以不超过干体重的 3%～5% 为宜。患儿应严格按照医嘱服用药物,接受规律的血液透析治疗,不可随意中断或更改,以免加重病情。每次透析结束后,患儿要留观 30 分钟,如果出现头晕、恶心、浑身无力,要及时通知医生处理,待症状消失后再离开医院。血液透析患儿要定期到医院复查血常规、生化、肝功、肾功等指标,以利于医生评估透析效果,调整治疗方案。

18.如何居家护理腹膜透析患儿?

居家腹膜透析的优点是费用低、时间相对自由,家长可以根据患儿的生活习惯与医生商定换液时间。居家腹膜透析常会遇见哪些问题呢?

■ 换液灌入或引流困难时家长该怎样处理?

首先,家长应检查一下管路是否扭曲或压折,所有的夹子是否都打开。另外,可以变换患儿的体位,观察引流是否改善。自身存在便秘、膀胱充盈压迫导管导致引流不畅者,应遵医嘱服用缓泻药、诱导排尿来改善引流问题。纤维条索阻塞或腹腔导管移位引起的引流不畅者应立即去医院,由医生或腹透护士来处理。

■ 发生腹膜炎时家长该如何处理?

腹膜炎症状包括透出液浑浊、腹痛或发热等,如发生上述任何一种情况,家长应立即联系医院,并保留浑浊的透析液进行检验。医生会根据病菌培养结果进行针对性用药,部分严重腹膜炎且经内科治疗无效者可能需要拔除导管。

■ 导管出口处感染时家长该如何处理?

导管出口处感染症状包括出口处有脓性分泌物、局部按压时疼痛、出口处皮肤发红或肿胀,如发生以上任何一种情况,就要警惕发生了感染。若居家腹膜透析发现出口处感染,家长可以使用碘伏或百多邦由外向内涂抹导管出口处,但最好到医院由医护人员进行评估处理。

■ 如何预防感染?

(1)居家腹膜透析最好安排独立的房间,室内每日紫外线消毒,每次 30 分钟。

(2)换液严格遵守无菌操作原则,认真执行手卫生。

(3)保持出口处皮肤清洁干燥,患儿淋浴后立即用碘伏消毒出口处,避免牵拉导管。

(孙书珍　王京　周莉莎　孙应娜　余丽春　夏晓静　董岩　李倩　朱艳姬)

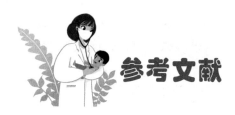# 参考文献

1.江载芳,申昆玲,沈颖,等.诸福棠实用儿科学[M].8版.北京:人民卫生出版社,2015.

2.王卫平,孙锟,常立文,等.儿科学[M].9版.北京:人民卫生出版社,2018.

3.徐虹,丁洁,易著文.儿童肾脏病学[M].北京:人民卫生出版社.2018.

4.易著文,何庆南.小儿临床肾脏病学[M].北京:人民卫生出版社.2016.

5.陈晓英,蔡明辉,林洪洲,等.儿童孤立性血尿的临床病理分析[J].中华肾病杂志,2010,26(10):758-761.

6.陈云超,张青萍,邓又斌.重复肾重复输尿管的超声诊断探讨[J].中国临床医学影像杂志,2001,12(5):327-329.

7.耿海云,季丽娜,陈朝英,等.霉酚酸酯和环孢素A治疗儿童原发性难治性肾病综合征的临床疗效观察[J].中华儿科杂志,2018,56(9):651-656.

8.胡昭,李垟.吗替麦考酚酯在肾脏疾病中的合理应用[J].中华肾病研究电子杂志,2014,3(4):188-192.

9.靖若晨,彭明琦,王莹,等.肾病综合征患儿营养管理[J].中国临床研究,2023,36(6):944-947.

10.李辉,季成叶,宗心南,等.中国0～18岁儿童,青少年身高,体重的标准化生长曲线[J].中华儿科杂志,2009,47(7):6.

11.饶佳,徐虹,阮双岁,等.小儿原发性膀胱输尿管反流的临床研究[J].中国实用儿科杂志,2004,19(8):465-467.

12.沈茜,刘小梅,姚勇,等.中国儿童单症状性夜遗尿疾病管理专家共识[J].临床儿科杂志,2014,32(10):970-975.

13.石鑫森,刘贝妮,钟旭辉,等.儿童慢性肾脏病流行病学研究进展[J].中华儿科杂志,2019,57(9):721-724.

14.陶文芳,李昭铸,孙岩,等.小儿先天性重度肾积水的外科治疗[J].临床泌尿外科杂志,2001,16(5):213-214.

15.王晖,徐晓芳,李荣.治疗药物监测在环孢素 A 个体化给药中的应用及研究进展[J].中国临床药理学与治疗学,2021,26(6):707-713.

16.魏珉.儿童单纯镜下血尿的诊断[J].中华儿科杂志,2004,42(10)241-243.

17.徐虹,加强对儿童尿路感染和膀胱输尿管反流的认识[J].临床儿科杂志,2008,26(4):269-272.

18.徐虹,沈茜.泌尿道感染诊治循证指南(2016)解读[J].中华儿科杂志,2017,55(12):3.

19.徐婧,张丹,张卓莉.环磷酰胺在治疗系统性自身免疫病中不良反应的研究[J].中华风湿病学杂志,2015,19(6):392-395.

20.中国人民解放军医学会儿科分会肾脏病学组.急性肾小球肾炎的循证诊治指南[J].临床儿科杂志,2013,31(6):4.

21.中华医学会儿科学分会免疫学组,中华儿科杂志编辑委员会.中国儿童系统性红斑狼疮诊断与治疗指南[J].中华儿科杂志,2021,59(12):1009-1024.

22.中华医学会儿科学分会肾脏学组.儿童激素敏感、复发/依赖肾病综合征诊治循证指南[J].中华儿科杂志,2017,55(10):729-734.

23.中华医学会儿科学分会肾脏学组.狼疮性肾炎诊治循证指南[J].中华儿科杂志,2018,56(2):88-94.

24.中华医学会儿科学分会肾脏学组.泌尿道感染诊治循证指南(2016)[J].中华儿科杂志,2017,55(12):898-901.

25.中华医学会儿科学分会肾脏学组.原发性 IgA 肾病诊治循证指南(2016)[J].中华儿科杂志,2017,55(9):643-646.

26.中华医学会儿科学分会肾脏学组.紫癜性肾炎诊治循证指南(2016)[J].中华儿科杂志,2017,55(9):647-651.

27.中华医学会小儿外科学分会小儿尿动力和盆底学组和泌尿外科学组.儿童遗尿症诊断和治疗中国专家共识[J].中华医学杂志,2019,99(21):1615-1620.

28.中华医学会医学遗传学分会遗传病临床实践指南撰写组.多囊肾病的临床实践指南[J].中华医学遗传学杂志,2020,37(3):277-283.

29.张涛,沈茜,徐虹,等.利妥昔单抗治疗儿童原发性难治性肾病综合征疗效及其影响因素的自身前后对照研究[J].中国循证儿科杂志,2018,13(3):161-165.

30.HILTUNEN T P, RIMPELA J M, MOHNEY R P, et al. Effects of four different antihypertensive drugs on plasma metabolomic profiles in patients with essential hypertension[J]. PLOS One, 2017, 12(11): e0187729.

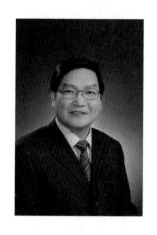

跋 健康科普——开启百姓健康之门的"金钥匙"

从医三十多年,每天面对那么多患者,我在工作之余常常思考,如何让人不生病、少生病,生病后早诊断、早治疗、早康复。这样既能使人少受病痛折磨,又能减少医疗费用,还能节约有限的医疗卫生资源。对广大医者而言,如此重任,责无旁贷。

《黄帝内经》说,上医治未病、中医治欲病、下医治已病。老子曾说:"为之于未有,治之于未乱。"这些都说明了疾病预防的重要性。

做医学科普有重要意义,是一件利国利民、惠及百姓的大事。在大健康时代,医者不仅要掌握精湛的医术,为患者治病,助患者康复,还应该积极投身健康科普事业,宣传和普及医学知识,引导大众重视疾病的预防,及早诊断和规范治疗。因此,近年来我逐步重视科普工作。

记得小时候,每每遇到科学上的困惑,我就去翻"十万个为什么"这套书,从中寻找答案。那么,百姓对身体健康产生疑问,有无探寻答案的去处?在多年的临床工作中,我常常碰到患者对疾病一知半解或存在误解的情况。我心里很清楚,患者就医之前往往会先上网搜索,可是网上的信息鱼龙混杂,不少内容缺乏科学性、权威性,患者被误导的情况时有发生。当患者遇到困惑时,能否从权威的医学科普书籍中找到答案?我曾广泛查阅,了解到有关医学科普方面的书籍虽然种类繁多,但良莠不齐,尤其成规模、成系统的丛书更是鲜见,于是,我萌发了编写本丛书的想法,并为这套书取名"医万个为什么——全民大健康医学科普丛书","医"与"一"同音,一语双关,"全民大健康"是我们共同的心愿和目标。

朝斯夕斯,念兹在兹。我多方征求相关专家意见,反复酝酿,最终达成一致意见,大家都认为很有必要编写一套权威的健康科普丛书,为百姓答疑解惑。一个时代,有一个时代的使命;一代医者,有一代医者的担当。历经一整年的精心策划和编写,"医万个为什么——全民大健康医学科普丛书"终于付梓了。大专家写小科普,这套书是齐鲁名医多年从医经历中答患者之问的精华集锦,是对百姓健康的守护,也是对开启百姓健康之门的无限敬意。

物有甘苦,尝之者识;道有夷险,履之者知。再伟大的科学家也有进行科普宣传的责任。"医万个为什么——全民大健康医学科普丛书"要做的就是为百姓答疑解惑、防病治病,让医学科普流行起来。

丛书编纂毫无疑问是个复杂的系统工程,自 2021 年提出构想后,可谓一呼百应,医学专家应者云集。仅仅不到一年的时间,我们集齐了近千名作者,不舍昼夜努力,撰写完成卷帙浩繁、数百万字的书稿,体现了齐鲁医者的大使命、大担当、大情怀。图书是集权威性、科普性、实用性以及趣味性为一体的医学科普精粹,对百姓健康来说极具实用价值,也是落实党的二十大报告"把保障人民健康放在优先发展的战略位置,完善人民健康促进政策"的医学创举。

在图书编写过程中,我们着力做到了以下两点:

一是邀请名医大家执笔。山东省研究型医院协会自成立起,就在学术交流、人才培养、科技创新、成果转化、服务政府和健康科普教育等方面做出了一定的成绩,尤其在健康科普方面积累了丰富经验,并打造了一支高水平的科普专家团队。本套丛书邀请的都是相关专业的名医作分册主编,高标准把关。由于医学专业术语晦涩难懂,如何做到深入浅出、通俗易懂,既能讲明医学知识又符合传播规律是摆在我们面前的难题。有些大专家学识渊博且有科普热情,不过用语太过专业;年轻医生熟悉互联网传播特点,但专业的深度有时候略显不足。所以我们采用"新老搭配"的方法,在内容和语言风格上下功夫,力求呈现在读者面前的内容"一看就懂,一学就会"。

二是创新传播形式。我们邀请专业人士高标准录制音频,把全书内容分章节以二维码的形式附在纸质图书上,以视听结合的方式呈现,为传统科普注入新鲜活力。二维码与纸质科普图书结合，让读者随时扫码即可聆听，又能最大限度拓展纸质科普书的内容维度，实现更广泛的科普，让"每个人是自己健康第一责任人"的宗旨践行得更实、更深入人心，无远弗届！

有鉴于此，我要以一位老医学工作者、医学科普拥趸者的身份衷心感谢和赞佩以专家学者为首的作者队伍的倾情付出。

还要特别感谢张运院士、宁光院士为本丛书撰文作序，并向为图书出版付出心力的编辑以及无数幕后人的耕耘和努力表示衷心感谢，向你们每一个人致敬！

念念不忘，必有回响。衷心希望"医万个为什么——全民大健康医学科普丛书"能为千家万户送去健康，惠及你我他，为健康中国建设助力。

山东省研究型医院协会会长 胡三元

2023 年 5 月

胡三元，医学博士，二级教授，主任医师。原山东大学齐鲁医院副院长、山东第一医科大学第一附属医院院长。现任山东大学齐鲁医院、山东第一医科大学第一附属医院普通外科学学术带头人，山东大学特聘教授、山东大学和山东第一医科大学博士研究生导师；山东省"泰山学者"特聘教授、卫生部和山东省有突出贡献中青年专家、山东省医学领军人才，享受国务院政府特殊津贴。

对中国腔镜技术在外科领域特别是肝胆胰脾外科中的创新应用与规范推广、"腹腔镜袖状胃切除术＋全程化管理"治疗肥胖症与 2 型糖尿病体系的建立和国产腔镜手术机器人的研发做出了突出贡献。荣获国家科技进步二等奖、中华医学科技奖一等奖、山东省科技进步一等奖等 10 余项科技奖励。

主要社会兼职：中国医师协会外科医师分会副会长；中华医学会外科学分会委员、腹腔镜内镜外科学组副组长；中华医学会肿瘤学分会委员；中国研究型医院学会微创外科学专业委员会主任委员；中国医药教育协会代谢病学专业委员会主任委员；中国医学装备协会智能装备技术分会会长；山东省医学会副会长、外科学分会主任委员；山东省医师协会腔镜外科医师分会主任委员；山东省研究型医院协会会长。